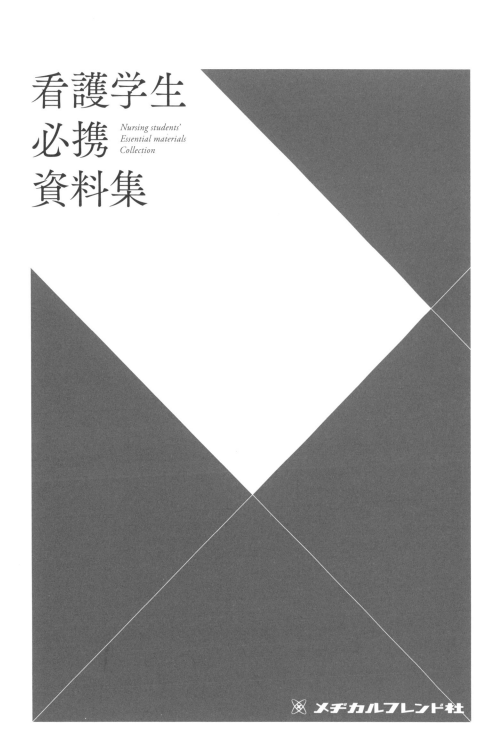

# 看護学生
# 必携
*Nursing students'*
*Essential materials*
*Collection*
# 資料集

メヂカルフレンド社

# 目　次

# 第3部　医療の倫理と法   25

# 第4部　看護に関する法律   50

本書に掲載されている法律の条文の一部につきましては，編集部で見出しを作成・付記しております。また一部の節・款について，見出しを割愛しております。

# 第1部

# 看護を学ぶ基盤となる定義・概念・倫理

## I 看護職の定義

### 1 看護師の定義

#### 1 | 保健師助産師看護師法による看護師の定義

この法律において「看護師」とは，厚生労働大臣の免許を受けて，傷病者若しくはじよく婦に対する療養上の世話又は診療の補助を行うことを業とする者をいう。（第5条）

#### 2 | 日本看護協会による看護師の定義（「看護者の倫理綱領」前文より）

看護者は，看護職の免許によって看護を実践する権限を与えられた者であり，その社会的な責務を果たすため，看護の実践にあたっては，人々の生きる権利，尊厳を保つ権利，敬意のこもった看護を受ける権利，平等な看護を受ける権利などの人権を尊重することが求められる。

出典／公益社団法人日本看護協会ホームページ：看護者の倫理綱領，<br>https://www.nurse.or.jp/nursing/practice/rinri/rinri.html（最終アクセス日：2020/10/9）

#### 3 | 国際看護師協会（ICN）による看護師の定義

看護師とは，基礎的で総合的な看護教育の課程を修了し，自国で看護を実践するよう適切な統制機関から権限を与えられている者である。看護基礎教育とは，一般看護実践，リーダーシップの役割，そして専門領域あるいは高度の看護実践のための卒後教育に向けて，行動科学，生命科学および看護科学における広範囲で確実な基礎を提供する，正規に認定された学習プログラムである。看護師とは以下のことを行うよう養成され，権限を与えられている。

1．健康の増進，疾病の予防，そしてあらゆる年齢およびあらゆるヘルスケアの場および地域社会における，身体的，精神的に健康でない人々および障害のある人々へのケアを含めた全体的な看護実践領域に従事すること
2．ヘルスケアの指導を行うこと
3．ヘルスケア・チームの一員として十分に参加すること

4．看護およびヘルスケア補助者を監督し，訓練すること
5．研究に従事すること

出典／公益社団法人日本看護協会ホームページ：ICN 看護師の定義，
https://www.nurse.or.jp/nursing/international/icn/document/definition/index.html
（最終アクセス日：2020/10/9）

## 2 保健師の定義

### 1 ｜ 保健師助産師看護師法による保健師の定義

　この法律において「保健師」とは，厚生労働大臣の免許を受けて，保健師の名称を用いて，保健指導に従事することを業とする者をいう。（第 2 条）

### 2 ｜ 日本公衆衛生看護学会による保健師の定義

　保健師とは，国家資格である保健師の名称を用いて公衆衛生看護[*1]の目的を達成しようとする者をいう。

#### ＊1：公衆衛生看護

　公衆衛生看護の対象は，あらゆるライフステージにある，すべての健康レベルの個人と家族，及びその人々が生活し活動する集団，組織，地域などのコミュニティである。

　公衆衛生看護の目的は，自らの健康や QOL を維持・改善する能力の向上及び対象を取り巻く環境の改善を支援することにより，健康の保持増進，健康障害の予防と回復を促進し，もって人々の生命の延伸，社会の安寧に寄与することである。

　公衆衛生看護は，これらの目的を達成するために，社会的公正を活動の規範におき，系統的な情報収集と分析により明確化若しくは予測した，個人や家族の健康課題とコミュニティの健康課題を連動させながら，対象の生活に視点をおいた支援を行う。さらに，対象とするコミュニティや関係機関と協働し，社会資源の創造と組織化を行うことにより対象の健康を支えるシステムを創生する。

出典／一般社団法人日本公衆衛生看護学会ホームページ：
日本公衆衛生看護学会による公衆衛生看護関連の用語の定義，
https://japhn.jp/wp/wp-content/uploads/2017/04/def_phn_ja_en.pdf
（最終アクセス日：2020/10/9）

## 3 助産師の定義

### 1 ｜ 保健師助産師看護師法による助産師の定義

　この法律において「助産師」とは，厚生労働大臣の免許を受けて，助産又は妊婦，じょく婦若しくは新生児の保健指導を行うことを業とする女子をいう。（第 3 条）

### 2 ｜ 日本助産師会による助産師の定義

　助産師とは，法に定められた所定の課程を修了し，助産師国家試験に合格して，助

産師籍に登録し，業務に従事するための免許を法的に取得した者である。

　助産師は，女性の妊娠，分娩，産褥の各期において，自らの専門的な判断と技術に基づき必要なケア$^{*2}$を行う。

**＊2：ケア**

　助産師が，その技である手技や言葉を用いて，利用者の心身の安全・快適さを保つために行う行為。

出典／公益社団法人日本助産師会：助産師の声明／コア・コンピテンシー，日本助産師会出版，2010，p.1.

### 3 ｜ 国際助産師連盟（ICM）による助産師の定義

　助産師とは，「ICM 基本的助産実践に必須なコンピテンシー$^{*3}$」および「ICM 助産教育の世界基準」の枠組に基づき，かつ所在する国において正規に認可された助産師教育課程を履修した者で，助産を実践し「助産師」の職名を使用するために登録または法律に基づく免許取得に必要な資格を取得（あるいはその両方）した者で，かつ助産実践の能力（コンピテンシー）を示す者である。

**＊3：ICM 基本的助産実践に必須なコンピテンシー**
　　**（「助産実践に必須のコンピテンシー 2019 年改訂」より）**

　ICM の定める「助産師」の資格称号を使用して助産実践を始めようとする個人に求められる，最低限の知識・技能・専門職としての行動を表したもの

出典／公益社団法人日本助産師会ホームページ：ICM 助産師の定義，
https://www.midwife.or.jp/user/media/midwife/page/kokusai-katsudo/2017basic_03.pdf
（最終アクセス日：2020/10/16）

## 4 准看護師の定義

### 1 ｜ 保健師助産師看護師法による准看護師の定義

　この法律において「准看護師」とは，都道府県知事の免許を受けて，医師，歯科医師又は看護師の指示を受けて，前条に規定することを行うことを業とする者をいう。（第6条）

# Ⅱ 職業行為の定義

## 1 看護の定義

### 1 ｜ 日本看護協会による看護の定義

　看護とは，広義には，人々の生活のなかで営まれるケア，すなわち家庭や近隣における乳幼児，傷病者，高齢者や虚弱者等への世話等を含むものをいう。狭義には，保健師助産師看護師法に定められるところに則り，免許交付を受けた看護職による，保

健医療福祉のさまざまな場で行われる実践をいう。

出典／公益社団法人日本看護協会ホームページ：看護にかかわる主要な用語の解説；
概念的定義・歴史的変遷・社会的文脈.
https://www.nurse.or.jp/home/publication/pdf/guideline/yougokaisetu.pdf（最終アクセス日：2020/10/9）

## Column

### 何故，男性は助産師になれないのか

　「保健師助産師看護師法」（以下，保助看法）規定の資格のうち，助産師はほかと大きく異なる点がある。ほかの資格はその定義を「……を業とする者」としているが，助産師では「……を業とする女子」と，女性に限定しているのだ（保助看法第3条）。

　助産業務が可能な医師には，性別による資格条件は定められていない（保助看法第30条，医師法第2条など）。日本国憲法でも性別による差別を否定している（憲法第14条）。男性の助産師資格を認める国もあり，日本で男性が助産師になれないことを疑問に思う人もいるだろう。

　日本における男性助産師の導入は，昔から議論の対象だった。日本看護協会『保健師助産師看護師法60年史』（2009）掲載の「〈座談会〉保助看法60年を振り返る」では，男女雇用機会均等法の制定など様々なタイミングで男性助産師について議論がなされてきたとの記載がある。2000（平成12）年には男性助産師の導入に向けた法制度改正の動きがみられたが，反対意見も根強く，結局実現しなかったという。

　男性助産師導入への反対理由として，患者である女性の心理的な負担が大きいことが挙げられる。パートナー以外の男性から性器や乳房を見られたり，触れられることに抵抗がある女性は少なくないだろう。それに患者の了承が得られても，パートナーやほかの家族から反対される可能性もある。男性助産師が円滑に業務を行えるか，現状ではいまだ不透明なのだ。

　ただし前述のとおり，医師や保助看法に規定される他資格では性別を問われない。厚生労働省の衛生行政報告例によると，2008（平成20）年末から2018（平成30）年の約10年間で，男性の保健師は約3倍，看護師は約2倍に増加している。男性の看護職増加を受け，再び男性助産師に関する議論が起こるかもしれない。現在看護を志す学生にも，その是非を考えてほしい。

参考文献・資料
○公益社団法人日本看護協会ホームページ：保助看法60年を振り返る〈第Ⅰ部〈保健師助産師看護師法60年史〉〉，https://www.nurse.or.jp/home/publication/pdf/report/2009/hojyokan-60-3.pdf（最終アクセス日：2020/10/26）
○日本看護協会出版会：平成31年／令和元年 看護関係統計資料集，日本看護協会出版会，2020，p.12-13.
○レバレジーズメディカルケアホームページ：助産師は男がなれない職業；その理由と助産師以外の医療系資格，看護のお仕事〈看護のリアルがわかる転職〉，https://kango-oshigoto.jp/media/article/2898/（最終アクセス日：2020/10/26）
○国境なき医師団ホームページ：男性でも助産師として奮闘；妊婦と赤ちゃんを助ける思いは誰よりも強い，https://www.msf.or.jp/news/detail/headline/ssd20180717et.html（最終アクセス日：2020/10/26）

## 2 | ICN による看護の定義

　看護とは，あらゆる場であらゆる年代の個人および家族，集団，コミュニティを対象に，対象がどのような健康状態であっても，独自にまたは他と協働して行われるケアの総体である。看護には，健康増進および疾病予防，病気や障害を有する人々あるいは死に臨む人々のケアが含まれる。また，アドボカシーや環境安全の促進，研究，教育，健康政策策定への参画，患者・保健医療システムのマネージメントへの参与も，看護が果たすべき重要な役割である。

出典／公益社団法人日本看護協会ホームページ：ICN 看護の定義（簡訳版），<br>https://www.nurse.or.jp/nursing/international/icn/document/definition/index.html<br>（最終アクセス日：2020/10/9）

# 2 保健師行為の定義

## 1 | 地域における保健師の保健活動に関する指針 [抄]

### ▶第一　保健師の保健活動の基本的な方向性

　保健師は，個人及び地域全体の健康の保持増進及び疾病の予防を図るため，所属する組織や部署にかかわらず，以下の事項について留意の上，保健活動を行うこと。

(1) 地域診断に基づく PDCA サイクルの実施
(2) 個別課題から地域課題への視点及び活動の展開
(3) 予防的介入の重視
(4) 地区活動に立脚した活動の強化
(5) 地区担当制の推進
(6) 地域特性に応じた健康なまちづくりの推進
(7) 部署横断的な保健活動の連携及び協働
(8) 地域のケアシステムの構築
(9) 各種保健医療福祉計画の策定及び実施
(10) 人材育成

### ▶第二　活動領域に応じた保健活動の推進

　保健師は，所属組織や部署に応じて，以下の事項について留意の上，保健活動を行うこと。なお，地方公共団体ごとに組織体制等は様々であるため，各地域や組織の実情を踏まえた保健活動を実施すること。

1．都道府県保健所等

　都道府県保健所等に所属する保健師は，所属内の他職種と協働し，管内市町村及び医療機関等の協力を得て広域的に健康課題を把握し，その解決に取り組むこと。また，生活習慣病対策，精神保健福祉対策，自殺予防対策，難病対策，結核・感染症対策，エイズ対策，肝炎対策，母子保健対策，虐待防止対策等において広域的，専門的な保健サービス等を提供するほか，災害を含めた健康危機への迅速かつ的確な対応が可能になるような体制づくりを行い，新たな健康課題に対して，先駆的な保健活動を実施し，その事業化及び普及を図ること。加えて，生活衛生及び食品衛生対策についても，

関連する健康課題の解決を図り，医療施設等に対する指導等を行うこと。さらに，地域の健康情報の収集，分析及び提供を行うとともに調査研究を実施して，各種保健医療福祉計画の策定に参画し，広域的に関係機関との調整を図りながら，管内市町村と重層的な連携体制を構築しつつ，保健，医療，福祉，介護等の包括的なシステムの構築に努め，ソーシャルキャピタルを活用した健康づくりの推進を図ること。市町村に対しては，広域的及び専門的な立場から，技術的な助言，支援及び連絡調整を積極的に行うよう努めること。

　⑴　実態把握及び健康課題の明確化
　⑵　保健医療福祉計画策定及び施策化
　⑶　保健サービス等の提供
　⑷　連携及び調整
　⑸　研修（執務を通じての研修を含む）
　⑹　評価

2．市町村

　市町村に所属する保健師は，市町村が住民の健康の保持増進を目的とする基礎的な役割を果たす地方公共団体と位置づけられ，住民の身近な健康問題に取り組むこととされていることから，健康増進，高齢者医療福祉，母子保健，児童福祉，精神保健福祉，障害福祉，女性保護等の各分野に係る保健サービス等を関係者と協働して企画及び立案し，提供するとともに，その評価を行うこと。その際，管内をいくつかの地区に分けて担当し，担当地区に責任を持って活動する地区担当制の推進に努めること。また，市町村が保険者として行う特定健康診査，特定保健指導，介護保険事業等に取り組むこと。併せて，住民の参画及び関係機関等との連携の下に，地域特性を反映した各種保健医療福祉計画を策定し，当該計画に基づいた保健事業等を実施すること。さらに，各種保健医療福祉計画の策定にとどまらず，防災計画，障害者プラン及びまちづくり計画等の策定に参画し，施策に結びつく活動を行うとともに，保健，医療，福祉，介護等と連携及び調整し，地域のケアシステムの構築を図ること。

　⑴　実態把握及び健康課題の明確化
　⑵　保健医療福祉計画策定及び施策化
　⑶　保健サービス等の提供
　⑷　連携及び調整
　⑸　評価

3．保健所設置市及び特別区

　保健所設置市及び特別区に所属する保健師は，上記1及び2の活動を併せて行うこと（都道府県保健所等の機能のうち，市町村との関係に関する部分を除く）。

4．都道府県，保健所設置市，特別区及び市町村の本庁

　都道府県，保健所設置市，特別区及び市町村の本庁の保健衛生部門等に配置された保健師は，保健所，市町村等の保健活動に対して技術的及び専門的側面からの指導及び支援を行うとともに，当該地方公共団体の地域保健関連施策の企画，調整及び評価を行うこと。

(1) 保健活動の総合調整及び支援を行うこと。

(2) 保健師の計画的な人材確保を行い，資質の向上を図ること。

(3) 保健師の保健活動に関する調査及び研究を行うこと。

(4) 事業計画の策定，事業の企画及び立案，予算の確保，事業の評価等を行うこと。

(5) 所属する部署内の連絡及び調整を行うとともに，高齢者保健福祉，母子保健福祉，障害者保健福祉，医療保険，学校保健，職域保健，医療分野等の関係部門及び関係機関とのデータ等を含め密接な連携及び調整を行うこと。

(6) 災害時を含む健康危機管理における保健活動の連絡及び調整を行うこと。また，保健師を被災地へ派遣する際の手続き等についてあらかじめ定めておくこと。

(7) 国や都道府県等の保健活動に関する情報を関係機関及び施設に提供すること。

(8) 国民健康保険団体連合会や看護職能団体等の関係団体との連携及び調整を行うこと。

(9) 国や地方公共団体の保健活動の推進のため，積極的な広報活動を行うこと。

(10) その他，当該地方公共団体の計画策定及び政策の企画及び立案に参画すること。

出典／2013（平成 25）年 4 月 19 日，健発 0419 第 1 号，厚生労働省健康局長通知：<br>地域における保健師の保健活動について

## 3 助産の定義

### 1 | 日本助産師会による助産の定義

　助産師は，助産過程に基づき，分娩介助ならびに妊産褥婦および新生児・乳幼児のケアを行う。これらのケアには予防的措置や異常の早期発見，医学的措置を得ることなど，必要に応じた救急処置の実施が含まれる。さらに，助産師は母子のみならず，女性の生涯における性と生殖にかかわる健康相談や教育活動を通して家族や地域社会に広く貢献する。その活動は育児やウイメンズ・ヘルスケア活動[*4]を包含する。

**＊4：ウイメンズ・ヘルスケア活動**

　リプロダクティブヘルス／ライツの視点から見た女性のライフステージに対応した健康支援活動である。具体的には，思春期におけるケア，中高年におけるケア，リプロダクティブヘルスにおける活動が含まれる（家族計画，不妊の悩みをもつ女性へのケア，性感染症，月経障害，ドメスティック・バイオレンス［DV］等）。

出典／公益社団法人日本助産師会：助産師の声明／コア・コンピテンシー，日本助産師会出版，2010，p.1.

### 2 | ICM による助産の定義

　助産は助産師[*5]の専門業務であり，助産師だけが助産を実践する。知識と技術と専門職としての態度からなる独自の体系を有する。この体系は，科学や社会学など他の医療専門職と共有する学問分野から導かれているが，自律性，パートナーシップ，倫理，説明責任という助産専門職の枠組みの中で，助産師によって実践されるものである。

　助産は，女性とその新生児のケアに対するアプローチであり，これを通じて助産師

は以下を行う。

- ●出産と生後早期の新生児の正常な生物的・心理的・社会的・文化的プロセスを最適化すること。
- ●女性一人一人の状況と意見を尊重し，女性とのパートナーシップの中で活動すること。
- ●女性が自らとその家族のためにケアを行う個人的能力を高めること。
- ●女性一人一人のニーズを満たす全人的な（ホリスティックな）ケアを提供するため，必要に応じて他の助産師や他の医療専門職と協力すること。

助産ケアは，自律的な助産師によって提供される。助産の実践能力（知識，技術，態度）は，「ICM助産教育の世界基準」を満たす助産師の基礎教育を通じて教育された助産師が身に付け，実践するものである。

**＊5：As per the ICM International Definition of the Midwife**

〈http://internationalmidwives.org/who-we-are/policy-and-practice/icminternational-definition-of-the-midwife/〉

出典／公益社団法人日本助産師会ホームページ：ICM助産の定義，
https://www.midwife.or.jp/user/media/midwife/page/kokusai-katsudo/2017basic_01.pdf
（最終アクセス日：2020/10/16）

## Ⅲ 看護と倫理

### 1 ナイチンゲール誓詞

私は生涯を清く過ごし，専門職として真摯に努めることを皆さんの前で神に誓います。

私は危険なこと，よくないことをすべて慎み，害ある薬と知りつつこれを人に与えたりしません。

私は専門職の基準をまもり，これを高めるために全力をつくします。

実践にあたって私が知りえた個人や家庭の事情は，もとより口外しません。

私は誠実に医師の仕事を助け，ケアを受ける人々の福祉のために専念致します。

出典／中西睦子訳，井部俊子，中西睦子監：別巻 看護管理基本資料集 2020年版
〈看護管理学習テキスト 第3版〉，日本看護協会出版会，2020, p.49.

### 2 看護者の倫理綱領

▶前文

人々は，人間としての尊厳を維持し，健康で幸福であることを願っている。看護は，このような人間の普遍的なニーズに応え，人々の健康な生活の実現に貢献することを使命としている。

看護は，あらゆる年代の個人，家族，集団，地域社会を対象とし，健康の保持増進，疾病の予防，健康の回復，苦痛の緩和を行い，生涯を通してその最期まで，その人ら

しく生を全うできるように援助を行うことを目的としている。

　看護者は，看護職の免許によって看護を実践する権限を与えられた者であり，その社会的な責務を果たすため，看護の実践にあたっては，人々の生きる権利，尊厳を保つ権利，敬意のこもった看護を受ける権利，平等な看護を受ける権利などの人権を尊重することが求められる。

　日本看護協会の『看護者の倫理綱領』は，病院，地域，学校，教育・研究機関，行政機関など，あらゆる場で実践を行う看護者を対象とした行動指針であり，自己の実践を振り返る際の基盤を提供するものである。また，看護の実践について専門職として引き受ける責任の範囲を，社会に対して明示するものである。

▶条文

1．看護者は，人間の生命，人間としての尊厳及び権利を尊重する。

2．看護者は，国籍，人種・民族，宗教，信条，年齢，性別及び性的指向，社会的地位，経済的状態，ライフスタイル，健康問題の性質にかかわらず，対象となる人々に平等に看護を提供する。

3．看護者は，対象となる人々との間に信頼関係を築き，その信頼関係に基づいて看護を提供する。

4．看護者は，人々の知る権利及び自己決定の権利を尊重し，その権利を擁護する。

5．看護者は，守秘義務を遵守し，個人情報の保護に努めるとともに，これを他者と共有する場合は適切な判断のもとに行う。

6．看護者は，対象となる人々への看護が阻害されているときや危険にさらされているときは，人々を保護し安全を確保する。

7．看護者は，自己の責任と能力を的確に認識し，実施した看護について個人としての責任をもつ。

8．看護者は，常に，個人の責任として継続学習による能力の維持・開発に努める。

9．看護者は，他の看護者及び保健医療福祉関係者とともに協働して看護を提供する。

10．看護者は，より質の高い看護を行うために，看護実践，看護管理，看護教育，看護研究の望ましい基準を設定し，実施する。

11．看護者は，研究や実践を通して，専門的知識・技術の創造と開発に努め，看護学の発展に寄与する。

12．看護者は，より質の高い看護を行うために，看護者自身の心身の健康の保持増進に努める。

13．看護者は，社会の人々の信頼を得るように，個人としての品行を常に高く維持する。

14．看護者は，人々がよりよい健康を獲得していくために，環境の問題について社会と責任を共有する。

15．看護者は，専門職組織を通じて，看護の質を高めるための制度の確立に参画し，よりよい社会づくりに貢献する。

出典／公益社団法人日本看護協会ホームページ：看護者の倫理綱領，
https://www.nurse.or.jp/nursing/practice/rinri/rinri.html（最終アクセス日：2020/10/9）

▶前文

　看護師には4つの基本的責任がある。すなわち，健康を増進し，疾病を予防し，健康を回復し，苦痛を緩和することである。看護のニーズはあらゆる人々に普遍的である。

　看護には，文化的権利，生存と選択の権利，尊厳を保つ権利，そして敬意のこもった対応を受ける権利などの人権を尊重することが，その本質として備わっている。看護ケアは，年齢，皮膚の色，信条，文化，障害や疾病，ジェンダー，性的指向，国籍，政治，人種，社会的地位を尊重するものであり，これらを理由に制約されるものではない。

　看護師は，個人，家族，地域社会にヘルスサービスを提供し，自己が提供するサービスと関連グループが提供するサービスの調整をはかる。

▶倫理綱領

　「ICN 看護師の倫理綱領」には，4つの基本領域が設けられており，それぞれにおいて倫理的行為の基準が示されている。

▶倫理綱領の基本領域

1．看護師と人々

●看護師の専門職としての第一義的な責任は，看護を必要とする人々に対して存在する。

●看護師は，看護を提供するに際し，個人，家族および地域社会の人権，価値観，習慣および信仰が尊重されるような環境の実現を促す。

●看護師は，個人がケアや治療に同意する上で，正確で十分な情報を，最適な時期に，文化に適した方法で確実に得られるようにする。

●看護師は，個人情報を守秘し，これを共有する場合には適切な判断に基づいて行う。

●看護師は，一般社会の人々，とくに弱い立場にある人々の健康上のニーズおよび社会的ニーズを満たすための行動を起こし，支援する責任を社会と分かち合う。

●看護師は，資源配分および保健医療，社会的・経済的サービスへのアクセスにおいて，公平性と社会正義を擁護する。

●看護師は，尊敬の念をもって人々に応え，思いやりや信頼性，高潔さを示し，専門職としての価値を自ら体現する。

2．看護師と実践

●看護師は，看護実践および，継続的学習による能力の維持に関して，個人として責任と責務を有する。

●看護師は，自己の健康を維持し，ケアを提供する能力が損なわれないようにする。

●看護師は，責任を引き受け，または他へ委譲する場合，自己および相手の能力を正しく判断する。

●看護師はいかなるときも，看護専門職の信望を高めて社会の信頼を得るように，個人としての品行を常に高く維持する。

- 看護師は，ケアを提供する際に，テクノロジーと科学の進歩が人々の安全，尊厳および権利を脅かすことなく，これらと共存することを保証する。
- 看護師は，倫理的行動と率直な対話の促進につながる実践文化を育み，守る。

3．看護師と看護専門職

- 看護師は，看護実践，看護管理，看護研究および看護教育の望ましい基準を設定し実施することに主要な役割を果たす。
- 看護師は，エビデンスに基づく看護の実践を支援するよう，研究に基づく知識の構築に努める。
- 看護師は，専門職の価値の中核を発展させ維持することに，積極的に取り組む。
- 看護師は，その専門職組織を通じて活動することにより，看護の領域で，働きやすい労働環境をつくり出し，安全で正当な社会的経済的労働条件を維持する。
- 看護師は，自然環境が健康に及ぼす影響を認識し，実践において自然環境の保護と維持を図る。
- 看護師は，倫理的な組織環境に貢献し，非倫理的な実践や状況に対して異議を唱える。

4．看護師と協働者

- 看護師は，看護および他分野の協働者と協力的で相互を尊重する関係を維持する。
- 看護師は，個人，家族および地域社会の健康が協働者あるいは他の者によって危険にさらされているときは，それらの人々や地域社会を安全に保護するために適切な対応を図る。
- 看護師は，協働者がより倫理的な行動をとることができるように支援し，適切な対応を図る。

※この文書中の「看護師」とは，原文では nurses であり，訳文では表記の煩雑さを避けるために「看護師」という訳語を当てるが，免許を有する看護職すべてを指す。

出典／公益社団法人日本看護協会ホームページ：看護師の倫理綱領，
https://www.nurse.or.jp/nursing/international/icn/document/ethics/index.html（最終アクセス日：2020/10/9）

## 4 ICM 助産師の倫理綱領

### ▶前文

　国際助産師連盟（ICM）の目的は，専門職としての助産師の育成や教育，適切な活用を通じ，世界中の女性や乳児および家族に提供されるケアの水準を向上させることである。この目的に沿い，ICM は，助産師の教育，実践，研究を行う上での指針として以下の倫理綱領を示している。この倫理綱領は，女性を人権を持つ人として尊重し，全ての人々のための正義と保健医療へのアクセスにおける公平性を追求するもので，社会を構成する全ての人々による，お互いへの敬意や信頼，権利の尊重といった相互関係に基づいている。

　倫理綱領は，家族や地域社会内の女性と新生児の健康や福祉を増進するため，ICM のミッションや助産師の定義，ICM 世界基準に沿って助産師の倫理的義務を示すものである。このようなケアには，妊娠前の時期から更年期，そして，人生の終末

までを通じた女性のリプロダクティブ・ライフサイクルを含む場合もある。これらの義務には，どのように助産師が他者と関わり，助産を実践し，専門職としての責任と職務を担い，そして助産師がどうあるべきかという点に関連して，ICMの目的と目標を達成する助産師の倫理的な義務が含まれる。

▶綱領

I．助産における関係性

　a．助産師は，一人一人の女性とのパートナーシップを築き，女性が情報を得た上での意思決定や，発展する医療ケアに関する計画への同意，自己の選択による結果への責任を引き受けられるように，関連情報を共有する。

　b．助産師は，女性あるいは家族が，自らが受けるケアについての決定に積極的にかかわる権利を支援する。

　c．助産師は，それぞれの文化・社会において女性と家族の健康に影響を与える問題に対して，女性および家族が自らの考えをのべられるようにその力を高める。

　d．助産師は，女性と共に，医療サービスに対する女性のニーズを明確にし，優先順位や供給状況を考慮した上で資源が確実に公平な形で配当されるよう，政策機関や資金提供機関と協働する。

　e．助産師は，専門職としての役割を果たす上で互いに支援，支持し合い，自己および他の助産師の自尊心を積極的に育む。

　f．助産師は，他の医療職種と敬意を持って協働し，女性のケアに対するニーズが助産師の能力を超える場合には，必要に応じて相談や紹介を行う。

　g．助産師は，実践において関係する人々の協働が必要であることを認識し，内在する対立の解決に積極的に努める。

　h．助産師は，道徳的価値をもつ人間として自己に対する責任があり，道徳的に自己を尊重し，人格を保つ義務がある。

II．助産の実践

　a．助産師は，女性および出産をむかえる家族にケアを行う際に，文化的多様性を尊重するとともに，その文化における有害な慣習をなくすよう働きかける。

　b．助産師はいかなる場合においても妊娠・出産によって女性や女児が傷つくことがあってはならないという最低限の認識を奨励する。

　c．助産師は，あらゆる環境や文化において安全な助産実践を行うための能力を維持するため，最新で根拠に基づいた専門的知識を活用する。

　d．助産師は，保健医療を求める女性に対し，彼女たちがいかなる状況にあっても，心理的・身体的・感情的・信条的なニーズに応える（不当差別の禁止）。

　e．助産師は，あらゆるライフステージの女性，家族，他の保健医療専門職に対して，健康増進の効果的な役割モデルとして行動する。

　f．助産師は，助産師としてのキャリア全体を通し，自己の成長や，知的・専門的成長を積極的に目指し，その成長を自らの助産業務に反映させる。

III．専門職としての助産師の責任

　a．助産師は，プライバシーの権利を保護するため，クライアント情報の秘密を守り，法律で義務付けられている場合を除き，その情報を共有する場合には適切な判断

に基づいて行う。

　ｂ．助産師は，自己の決定と行動に対する責任を有し，女性へのケアの結果について，説明する責任がある。

　ｃ．助産師は，自らが道徳的に強く抵抗を感じる活動に対し，参加しないことを決定することができる。しかし，助産師個人の良心を重視することにより，女性に必要不可欠な医療サービスを受ける機会を奪うことがあってはならない。

　ｄ．助産師は，サービスの依頼に対して助産師自身の道徳的な抵抗感がある場合には，そのサービスを提供できる医療機関に女性を紹介する。

　ｅ．助産師は，倫理や人権の侵害が女性や新生児の健康にもたらす悪影響について理解し，そのような侵害をなくすよう働きかける。

　ｆ．助産師は，全ての女性および出産を迎える家族の健康を増進する医療政策の策定と実施に携わる。

Ⅳ．助産の知識と実践の発展

　ａ．助産師は，助産の知識の発展は，人としての女性の権利を保護する活動に裏付けられるものであることを保証する。

　ｂ．助産師は，助産師間の相互評価や研究など様々な過程を通じて，助産の知識を発展させ，共有する。

　ｃ．助産師は，助産師を目指す学生への正式な教育や，助産師の継続教育に貢献する。

出典／公益社団法人日本助産師会ホームページ：助産師の倫理綱領,
https://www.midwife.or.jp/user/media/midwife/page/kokusai-katsudo/icm_ethics.pdf
（最終アクセス日：2020/10/15）

# 第1部
# 演 習 課 題

<table>
<tr><td>1</td><td>『保健師助産師看護師法』における「保健師」「助産師」「看護師」「准看護師」の定義をそれぞれ書き出してみよう。</td></tr>
</table>

| | 定義 |
|---|---|
| 保健師 | |
| 助産師 | |
| 看護師 | |
| 准看護師 | |

<table>
<tr><td>2</td><td>国際看護師協会『ICN 看護師の倫理綱領』で定められている、「4つの基本領域」をそれぞれ書き出してみよう。</td></tr>
</table>

| |
|---|
| |
| |
| |
| |

# 第2部

# 看護理論家と看護の定義

## 1 ナイチンゲールによる看護の定義：『看護覚え書』（1859）

### ▶看護は何をなすべきか

　私はほかに良い言葉がないので看護という言葉を使う。看護とはこれまで，せいぜい薬を服ませたり湿布剤を貼ったりすること，その程度の意味に限られてきている。しかし，看護とは，新鮮な空気，陽光，暖かさ，清潔さ，静かさなどを適切に整え，これらを活かして用いること，また食事内容を適切に選択し適切に与えること——こういったことのすべてを，患者の生命力の消耗を最小にするように整えること，を意味すべきである。

　　　出典／フロレンス・ナイチンゲール著，湯槇ます，他訳：看護覚え書：看護であること，看護でないこと，
　　　　　　　　　　　　　　　　　　　　　　改訳第7版，現代社，2011, p.14-15.

## 2 ヘンダーソンによる看護の定義：『看護の基本となるもの』（1969）

### ▶基本的看護の構成要素

1．患者の呼吸を助ける
2．患者の飲食を助ける
3．患者の排泄を助ける
4．歩行時および坐位，臥位に際して患者が望ましい姿勢を保持するよう助ける。また患者がひとつの体位からほかの体位へと身体を動かすのを助ける
5．患者の休息と睡眠を助ける
6．患者が衣類を選択し，着たり脱いだりするのを助ける
7．患者が体温を正常範囲内に保つのを助ける
8．患者が身体を清潔に保ち，身だしなみよく，また皮膚を保護するのを助ける
9．患者が環境の危険を避けるのを助ける。また感染や暴力など，特定の患者がもたらすかもしれない危険から他の者を守る
10．患者が他者に意思を伝達し，自分の欲求や気持ちを表現するのを助ける
11．患者が自分の信仰を実践する，あるいは自分の善悪の考え方に従って行動するのを助ける
12．患者の生産的な活動あるいは職業を助ける
13．患者のレクリエーション活動を助ける

14．患者が学習するのを助ける

出典／ヴァージニア・ヘンダーソン著，湯槇ます，小玉香津子訳：看護の基本となるもの，再新装版，日本看護協会出版会，2016，p.36.

## 3 ペプロウによる看護の定義：『人間関係の看護論』（1952）

### ▶看護概念についての要約

　看護とは有意義な，治療的な，対人的プロセスである。看護は地域社会にある個々人の健康を可能にする他の人間的諸プロセスと協同して機能する。保健医療チームが保健サービスを提供する特定の場では，看護は，人体の中で目下進行している自然の諸傾向を助長する条件を編成するのに参加する。看護とは，創造的，建設的，生産的な個人生活や社会生活をめざす，パーソナリティの前進を助長することを目的とした教育的手だてであり，成熟を促す力である。

出典／ヒルデガード・E・ペプロウ著，稲田八重子，他訳：人間関係の看護論，医学書院，1973，p.15-16.

## 4 オレムによる看護の定義：『オレム看護論』（1985）

### ▶看護実践状況の4つの特徴

1．看護とは，看護の正当なニードをもつ人々に対し，看護婦[*1]によって与えられる援助，あるいは助力の一形態である。

2．看護婦は，彼らの看護知識，知識活用の能力，およびさまざまなタイプの看護状況において他者に看護を提供する特別な技能によって特徴づけられる。

3．看護への正当なニードをもつ人々は，（a）セルフケア[*2]あるいは依存者へのケアの識別できる種類と量のデマンドによって，（b）必要なケアの量と種類を継続して提供するための健康逸脱あるいは健康に関連した制限，によって特徴づけられる。依存者へのケア状況においては，依存的ケア提供者の制限は，依存する人々の健康状態およびケアの要件と関係する。

4．看護結果は看護のニードをもつ人々の条件に関連し，それらは（a）セルフケアおよび依存者へのケアの現存するデマンドおよび出現しつつあるデマンドを充足すること，ならびに（b）実践の調整あるいはケア提供の能力を開発すること，を含む。

　**＊1（編集部注）**：
　出典元に則り「看護婦」としている。以下，「看護婦」と表記している部分はすべて出典元に拠るものである。

　**＊2（編集部注）**：
　本書においてセルフケアは以下のように定義されている。「自己の生命，統合的機能および安寧に役立つように，自己の機能を規制するために自己または環境に向けられる行動。」（p.40）

出典／ドロセア・E・オレム著，小野寺杜紀訳：オレム看護論；看護実践における基本概念，第2版，医学書院，1988，p.39,40.

## 5 ロイによる看護の定義：『ロイ看護論―適応モデル序説―』(1970)

▶重要概念の定義（抜粋）

・看護一般論（nursing in general）　病人または潜在的な病人のケアに関係する分析と行為の過程を規定する知識の理論的体系

---

## Column

### 看護以外のナイチンゲールの功績

　"近代看護の創始者"とされるナイチンゲールだが，その功績は看護の分野にとどまらない。近代看護の確立を通し，彼女は社会に様々な影響を与えている。

　代表的なのは統計学の分野における功績である。彼女はクリミア戦争後，医師で統計学者のウィリアム・ファーらとともに，戦場の医療体制や兵士たちの生活環境を統計学的に研究し，1858年，『Notes on matters affecting the health, efficiency, and hospital administration of the British Army, founded chiefly on the experience of the late war』を著した。本レポートはイギリス政府の衛生委員会に提出され，のちの医療制度の改革に活かされる。またこのときナイチンゲールらによって作成された統計グラフは社会全般に広まり，様々な統計学的分析に用いられるようになった。なお，このレポート完成と同じ1858年に，ナイチンゲールはロンドン統計協会（のちの王立統計協会）に初めての女性会員として迎えられている。

　またナイチンゲールは，女性の社会的地位の向上にも貢献している。かつては病院で掃除婦として働く労働者階級の女性が，便宜上の「看護師」として患者の世話を行っていた。しかしナイチンゲールは，専門的な知識を持つ女性を看護師とし，業務内容に見合った報酬が得られるよう看護職の改革を進めた。彼女は上流階級の女性たちに看護教育を施し，病院や施設における管理職として育成しようとした。他の階級の女性たちにも看護職への門戸は開かれていたが，病院や施設の管理職となる人材の育成を求められていたナイチンゲールは，すでにある程度の教育を受けている上流階級の女性たちに，特に管理者としての適性を見出したのである。これは従来，生活の場を家庭に限っていた上流階級の女性たちが，社会に出て地位を得る第1歩ともなった。ナイチンゲールは看護の仕事を専門職のものとすることで，社会における女性の自立を促したのである。

参考文献・資料
○A.M.トメイ著，都留伸子監訳，池田明子他訳：看護理論家とその業績，第2版，医学書院，1995，p72.
○E.T.クック著，中村妙子，友枝久美子訳：ナイティンゲール；その生涯と思想Ⅱ，時空出版，1994，p96-97.
○L.マクドナルド著，金井一薫監訳，島田将夫，小南吉彦訳：実像のナイチンゲール，現代社，2015，p.85，93-95，132，150，175-182，229-232.
○王立統計協会（Royal Statistical Society）ホームページ：
Nightingale 2020:The bicentenary of our first female fellow, https://rss.org.uk/news-publication/news-publications/2020/general-news/nightingale-2020-the-bicentenary-our-first-female/（最終アクセス日：2020/10/14）

・適応看護（adaptation nursing）　人間を変化する環境への適応様式をもつ生物心理社会的存在とみなし，かつ健康と疾病の状況において，それぞれの様式で看護過程を通じて人間の適応を促進させるよう働きかける看護へのアプローチ[*3]

**＊3（訳注）：**

approach，接近法と訳されているが，すでにそのまま使用されていることが多いので，以下アプローチとする。（p.3）

出典／カリスタ・ロイ著，松木光子監訳：ロイ看護論；適応モデル序説，メヂカルフレンド社，1981，p.3.

## 6　トラベルビーによる看護の定義：『人間対人間の看護』（1971）

### ▶看護の定義

看護とは，対人関係のプロセスであり，それによって専門実務看護婦[*4]は，病気や苦難の体験を予防したりあるいはそれに立ち向かうように，そして必要なときにはいつでも，それらの体験のなかに意味を見つけだすように，個人や家族，あるいは地域社会を援助するのである。（p.3）

**＊4（編集部注）：**

本書において「専門実務看護婦」は以下のように定義されている。「専門実務看護婦というのは，患者の問題にたいする体系的知的アプローチと，治療的な自己利用とを学習するために，学生を援助するという目的をもった看護専門学校（collegiate school of nursing）の卒業生である。」（p.19）

出典／ジョイス・トラベルビー著，長谷川浩，藤枝知子訳：人間対人間の看護，医学書院，1974，p.3,19.

## 7　資料：主な看護理論家の特徴

| 理論家 | 生没年 | 理論の特徴 | 代表的な著書・論文 |
|---|---|---|---|
| Nightingale, Florence フローレンス・ナイチンゲール | 1820〜1910 | ナイチンゲールの看護のとらえ方の特徴は，「環境」である。患者と環境が相互に作用することを説明し，後世の看護理論へ貢献した。著書のなかで看護であるもの，看護でないものを定義した。 | 『Notes on Nursing：What it is，and What it is not』（1859） |
| Henderson Virginia A. ヴァージニア A・ヘンダーソン | 1897〜1996 | ヘンダーソンの看護のとらえ方の特徴は，人間の生理的ニードに目を向けたことである。彼女は基本的ニードとして14項目を整理し，その充足に向けた生活行動と結びつけた。看護の機能とは，個人のニードの満たし方は多様であることを理解したうえで，その人が自立できるように援助することと定義した。 | 『Basic Principles of nursing care』（1960） |

| 理論家 | 生没年 | 理論の特徴 | 代表的な著書・論文 |
|---|---|---|---|
| Peplau, Hildegard E.<br>ヒルデガード E・ペプロウ | 1909〜1999 | ペプロウの理論の主要概念は,「看護師ー患者の相互作用」である。理論の特徴は,患者のパーソナリティだけではなく,看護師にも焦点を当て,看護師の専門職としての成長が,患者の回復に影響を及ぼすとして「看護師ー患者関係は治療過程」であると論じた。 | 『Interpersonal relations in nursing : a conceptual frame of reference for psychodynamic nursing』（1988） |
| Rogers, Martha E.<br>マーサ E・ロジャーズ | 1914〜1994 | ロジャーズは,看護を看護科学として論じている。看護科学は,人間と環境との相互作用を対象としている。 | 『An Introduction to the Theoretical Basis of Nursing』（1970） |
| Orem, Dorothea E.<br>ドロセア E・オレム | 1914〜2007 | オレムは,セルフケアという概念を用いて看護を説明している。彼女が一般理論とよぶ「セルフケア不足看護理論」がそれにあたる。これは,セルフケアとは何かを記述した「セルフケアに関する理論」,看護援助を必要とするのはどのようなときかを説明した「セルフケア不足に関する理論」,患者と看護師がどのように相互にかかわり合うのかを説明した「看護システムに関する理論」からなる。 | 『Nursing : concepts of practice』（1985） |
| Johnson, Dorothy E.<br>ドロシー E・ジョンソン | 1919〜1999 | ジョンソンの理論は,看護をシステムとして,人間を多数の行動の集合体としてとらえ,看護実践に役立てる。 | 「Expanding and Modifying Guidance Programs」（1968） |
| Abdellah, Faye G.<br>フェイ G・アブデラ | 1919〜2017 | アブデラの理論の中心は,看護実践にある。アブデラは,機能的看護から患者中心の包括的看護への業務実践の変革を目指し実践的提言を行った。 | 『Patient-centered approaches to nursing』（1960 ※共著） |
| Levine, Myra E.<br>マイラ E・レヴァイン | 1920〜1996 | レヴァインは理論の中心概念を「適応」として「保存モデル」を開発した。看護を必要とする人間の全体性,独自性に価値をおき,看護は部分の総和以上の存在である人間に対する全体的アプローチである,としている。 | 『Introduction to clinical nursing』（1971） |

| 理論家 | 生没年 | 理論の特徴 | 代表的な著書・論文 |
|---|---|---|---|
| King, Imogene M.<br>アイモジン M・キング | 1923〜2007 | キングの理論は，目標達成理論である。目標達成理論では，看護の目標達成，看護師とクライアントの相互行為に焦点をおいている。 | 『A theory for nursing：systems, concepts, process』（1981） |
| Leininger, Madeleine M.<br>マドレイン M・レイニンガー | 1925〜2012 | レイニンガーの理論は，「文化ケア」に焦点を当てている。彼女は，ケアとケアリングの視点から文化を超えた看護を系統的に論じた。 | 『Culture Care Diversity and Universality：a Theory of Nursing』（1992） |
| Travelbee, Joyce<br>ジョイス・トラベルビー | 1926〜1973 | トラベルビーの理論の焦点は，対人関係にある。彼女は看護を対人関係のプロセスとしてとらえた。看護師と患者が，「人間対人間の関係」を確立することが看護の目標となる。 | 『Interpersonal aspects of nursing』（1971） |
| Orland, Ida J.<br>アイダ J・オーランド | 1926〜2007 | オーランドの理論は，患者と看護師との相互作用に注目したものである。患者と看護師は互いの言動から直接影響しあう，としている。 | 『The dynamic nurse-patient relationship. Function, process, and principles』（1960） |
| Roy, Callista<br>カリスタ・ロイ | 1939〜 | ロイの理論は，心理学者ヘルソンの適応レベル理論と生物学者ベルタランフィのシステム理論を前提とし，人間を適応システムととらえるシステムモデルで，その焦点は適応の概念である。 | 『Introduction to nursing：an adaptation model』（1976） |
| Parse, Rosemarie R.<br>ローズマリー R・パースィ | 1940〜 | パースィの理論は，「人間生成理論」である。個人，家族，地域におけるその人たちからの見方に焦点を当てている。 | 『The human becoming school of thought：a perspective for nurses and other health professionals』（1998） |
| Watson, Jean<br>ジーン・ワトソン | 1940〜 | ワトソンの理論は，看護科学論である。「看護とは何か」という問いに対し，看護の世界観，価値観，特徴について論じている。 | 『Nursing:Human Science and Human Care:a Theory of Nursing』（1999） |
| Benner, Patricia<br>パトリシア・ベナー | 1943〜 | ベナーの理論は，看護学の解釈的理論である。理論を構成しているのは，ナラティブとその解釈であり，概念や命題はない。 | 『From Novice to Expert：Excellence and Power in Clinical Nursing Practice』（1984） |
| Kolcaba, Katharine<br>キャサリン・コルカバ | 1944〜 | コルカバの理論は，コンフォート（安楽）に焦点をあてている。彼女はコンフォートが人間にもたらす影響を探究した。 | 『Comfort Theory And Practice: A Vision for Holistic Health Care and Research』（2003） |

# 第2部
# 演　習　課　題

1 本部の1〜6で取り上げたナイチンゲール，ヘンダーソン，ペプロウ，オレム，ロイ，トラベルビーの「看護の定義」をそれぞれ書き出してみよう。またどの看護理論に最も共感するか，考えてみよう。

| 看護理論家 | 特徴 |
|---|---|
| ナイチンゲール | |
| ヘンダーソン | |
| ペプロウ | |
| オレム | |
| ロイ | |
| トラベルビー | |

最も共感する理論家とその理由

2 本部の7「資料：主な看護理論家の特徴」の表に取り上げられている看護理論家から3名選び，その理論や考え方をさらに調べてまとめてみよう。

| 看護理論家 | 理論・考え方 |
|---|---|
| | |
| | |
| | |

# 第3部
# 医療の倫理と法

## I 医療と倫理

### 1 ヒポクラテスの誓い

　医神アポロン，アスクレピオス，ヒュギエイア，パナケイア，およびすべての男神・女神たちの御照覧をあおぎ，つぎの誓いと師弟契約書の履行を，私は自分の能力と判断の及ぶかぎり全うすることを誓います。

　この術を私に授けていただいた先生に対するときは，両親に対すると同様にし，共同生活者となり，何かが必要であれば私のものを分け，また先生の子息たちは兄弟同様に扱い，彼らが学習することを望むならば，報酬も師弟契約書もとることなく教えます。また医師の心得，講義そのほかすべての学習事項を伝授する対象は，私の息子と，先生の息子と，医師の掟てに従い師弟誓約書を書き誓いを立てた門下生に限ることにし，彼ら以外の誰にも伝授はいたしません。

　養生治療を施すに当たっては，能力と判断の及ぶ限り患者の利益になることを考え，危害を加えたり不正を行う目的で治療することはいたしません。

　また求められても，致死薬を与えることはせず，そういう助言もいたしません。同様に婦人に対し堕胎用のペッサリーを与えることもいたしません。私の生活と術ともに清浄かつ敬虔に守りとおします。

　結石の患者に対しては，決して切開手術は行わず，それを専門の業とする人に任せます。

　また，どの家にはいって行くにせよ，すべては患者の利益になることを考え，どんな意図的不正も害悪も加えません。とくに，男と女，自由人と奴隷のいかんをとわず，彼らの肉体に対して情欲をみたすことはいたしません。

　治療の時，または治療しないときも，人々の生活に関して見聞きすることで，およそ口外すべきでないものは，それを秘密事項と考え，口を閉ざすことにいたします。

　以上の誓いを私が全うしこれを犯すことがないならば，すべての人々から永く名声を博し，生活と術のうえでの実りが得られますように。しかし誓いから道を踏み外し偽誓などをすることがあれば，逆の報いをうけますように。

出典／大槻マミ太郎訳：誓い〈小川鼎三編：第1巻〈ヒポクラテス全集〉〉，
エンタプライズ，1985，p.580-582.

## 2 医の倫理綱領（日本医師会，2000年）

　医学および医療は，病める人の治療はもとより，人びとの健康の維持もしくは増進を図るもので，医師は責任の重大性を認識し，人類愛を基にすべての人に奉仕するものである。

1．医師は生涯学習の精神を保ち，つねに医学の知識と技術の習得に努めるとともに，その進歩・発展に尽くす。

2．医師はこの職業の尊厳と責任を自覚し，教養を深め，人格を高めるように心掛ける。

3．医師は医療を受ける人びとの人格を尊重し，やさしい心で接するとともに，医療内容についてよく説明し，信頼を得るように努める。

4．医師は互いに尊敬し，医療関係者と協力して医療に尽くす。

5．医師は医療の公共性を重んじ，医療を通じて社会の発展に尽くすとともに，法規範の遵守および法秩序の形成に努める。

6．医師は医業にあたって営利を目的としない。

出典／公益社団法人日本医師会ホームページ；医の倫理綱領，
http://www.med.or.jp/doctor/rinri/i_rinri/000967.html
（最終アクセス日：2020/10/8）

## 3 世界人権宣言（国際連合，1948年12月10日）

前文　人類社会のすべての構成員の固有の尊厳と平等で譲ることのできない権利とを承認することは，世界における自由，正義及び平和の基礎であるので，

　人権の無視及び軽侮が，人類の良心を踏みにじった野蛮行為をもたらし，言論及び信仰の自由が受けられ，恐怖及び欠乏のない世界の到来が，一般の人々の最高の願望として宣言されたので，

　人間が専制と圧迫とに対する最後の手段として反逆に訴えることがないようにするためには，法の支配によって人権保護することが肝要であるので，

　諸国間の友好関係の発展を促進することが，肝要であるので，

　国際連合の諸国民は，国際連合憲章において，基本的人権，人間の尊厳及び価値並びに男女の同権についての信念を再確認し，かつ，一層大きな自由のうちで社会的進歩と生活水準の向上とを促進することを決意したので，

　加盟国は，国際連合と協力して，人権及び基本的自由の普遍的な尊重及び遵守の促進を達成することを誓約したので，

　これらの権利及び自由に対する共通の理解は，この誓約を完全にするためにもっとも重要であるので，

　よって，ここに，国際連合総会は，

　社会の各個人及び各機関が，この世界人権宣言を常に念頭に置きながら，加盟国自身の人民の間にも，また，加盟国の管轄下にある地域の人民の間にも，これらの権利と自由との尊重を指導及び教育によって促進すること並びにそれらの普遍的かつ効果

的な承認と尊守とを国内的及び国際的な漸進的措置によって確保することに努力するように，すべての人民とすべての国とが達成すべき共通の基準として，この世界人権宣言を公布する。

第1条　すべての人間は，生れながらにして自由であり，かつ，尊厳と権利とについて平等である。人間は，理性と良心とを授けられており，互いに同胞の精神をもって行動しなければならない。

第2条　1．すべて人は，人種，皮膚の色，性，言語，宗教，政治上その他の意見，国民的若しくは社会的出身，財産，門地その他の地位又はこれに類するいかなる事由による差別をも受けることなく，この宣言に掲げるすべての権利と自由とを享有することができる。

　　2．さらに，個人の属する国又は地域が独立国であると，信託統治地域であると，非自治地域であると，又は他のなんらかの主権制限の下にあるとを問わず，その国又は地域の政治上，管轄上又は国際上の地位に基づくいかなる差別もしてはならない。

第3条　すべて人は，生命，自由及び身体の安全に対する権利を有する。

第4条　何人も，奴隷にされ，又は苦役に服することはない。奴隷制度及び奴隷売買は，いかなる形においても禁止する。

第5条　何人も，拷問又は残虐な，非人道的な若しくは屈辱的な取扱若しくは刑罰を受けることはない。

第6条　すべて人は，いかなる場所においても，法の下において，人として認められる権利を有する。

第7条　すべての人は，法の下において平等であり，また，いかなる差別もなしに法の平等な保護を受ける権利を有する。すべての人は，この宣言に違反するいかなる差別に対しても，また，そのような差別をそそのかすいかなる行為に対しても，平等な保護を受ける権利を有する。

第8条　すべて人は，憲法又は法律によって与えられた基本的権利を侵害する行為に対し，権限を有する国内裁判所による効果的な救済を受ける権利を有する。

第9条　何人も，ほしいままに逮捕，拘禁，又は追放されることはない。

第10条　すべて人は，自己の権利及び義務並びに自己に対する刑事責任が決定されるに当っては，独立の公平な裁判所による公正な公開の審理を受けることについて完全に平等の権利を有する。

第11条　1．犯罪の訴追を受けた者は，すべて，自己の弁護に必要なすべての保障を与えられた公開の裁判において法律に従って有罪の立証があるまでは，無罪と推定される権利を有する。

　　2．何人も，実行の時に国内法又は国際法により犯罪を構成しなかった作為又は不作為のために有罪とされることはない。また，犯罪が行われた時に適用される刑罰より重い刑罰を課せられない。

第12条　何人も，自己の私事，家族，家庭若しくは通信に対して，ほしいままに干渉され，又は名誉及び信用に対して攻撃を受けることはない。人はすべて，このような干渉又は攻撃に対して法の保護を受ける権利を有する。

第13条　1．すべて人は，各国の境界内において自由に移転及び居住する権利を有

する。

　2．すべて人は，自国その他いずれの国をも立ち去り，及び自国に帰る権利を有する。

第14条　1．すべて人は，迫害を免れるため，他国に避難することを求め，かつ，避難する権利を有する。

　2．この権利は，もっぱら非政治犯罪又は国際連合の目的及び原則に反する行為を原因とする訴追の場合には，援用することはできない。

第15条　1．すべて人は，国籍をもつ権利を有する。

　2．何人も，ほしいままにその国籍を奪われ，又はその国籍を変更する権利を否認されることはない。

第16条　1．成年の男女は，人権，国籍又は宗教によるいかなる制限をも受けることなく，婚姻し，かつ家庭をつくる権利を有する。成年の男女は，婚姻中及びその解消に際し，婚姻に関し平等の権利を有する。

　2．婚姻は，両当事者の自由かつ完全な合意によってのみ成立する。

　3．家庭は，社会の自然かつ基礎的な集団単位であって，社会及び国の保護を受ける権利を有する。

第17条　1.すべて人は,単独で又は他の者と共同して財産を所有する権利を有する。

　2．何人も，ほしいままに自己の財産を奪われることはない。

第18条　すべて人は,思想,良心及び宗教の自由に対する権利を有する。この権利は,宗教又は信念を変更する自由並びに単独で又は他の者と共同して,公的に又は私的に,布教,行事,礼拝及び儀式によって宗教又は信念を表明する自由を含む。

第19条　すべて人は，意見及び表現の自由に対する権利を有する。この権利は，干渉を受けることなく自己の意見をもつ自由並びにあらゆる手段により，また，国境を越えると否とにかかわりなく，情報及び思想を求め，受け，及び伝える自由を含む。

第20条　1．すべての人は，平和的集会及び結社の自由に対する権利を有する。

　2．何人も，結社に属することを強制されない。

第21条　1．すべて人は，直接に又は自由に選出された代表者を通じて，自国の政治に参与する権利を有する。

　2．すべて人は，自国においてひとしく公務につく権利を有する。

　3．人民の意思は，統治の権力を基礎とならなければならない。この意思は，定期のかつ真正な選挙によって表明されなければならない。この選挙は，平等の普通選挙によるものでなければならず，また，秘密投票又はこれと同等の自由が保障される投票手続によって行われなければならない。

第22条　すべて人は，社会の一員として，社会保障を受ける権利を有し，かつ，国家的努力及び国際的協力により，また，各国の組織及び資源に応じて，自己の尊厳と自己の人格の自由な発展とに欠くことのできない経済的，社会的及び文化的権利を実現する権利を有する。

第23条　1．すべて人は，勤労し，職業を自由に選択し，公正かつ有利な勤労条件を確保し，及び失業に対する保護を受ける権利を有する。

　2．すべて人は，いかなる差別をも受けることなく，同等の勤労に対し，同等の報

酬を受ける権利を有する。

　3．勤労する者は，すべて，自己及び家族に対して人間の尊厳にふさわしい生活を保障する公正かつ有利な報酬を受け，かつ，必要な場合には，他の社会的保護手段によって補充を受けることができる。

　4．すべて人は，自己の利益を保護するために労働組合を組織し，及びこれに参加する権利を有する。

第24条　すべて人は，労働時間の合理的な制限及び定期的な有給休暇を含む休息及び余暇をもつ権利を有する。

第25条　1．すべて人は，衣食住，医療及び必要な社会的施設等により，自己及び家族の健康及び福祉に十分な生活水準を保持する権利並びに失業，疾病，心身障害，配偶者の死亡，老齢その他不可抗力による生活不能の場合は，保障を受ける権利を有する。

　2．母と子とは，特別の保護及び援助を受ける権利を有する。すべての児童は，嫡出であると否とを問わず，同じ社会的保護を受ける。

第26条　1．すべて人は，教育を受ける権利を有する。教育は，少なくとも初等の及び基礎的の段階においては，無償でなければならない。初等教育は，義務的でなければならない。技術教育及び職業教育は，一般に利用できるものでなければならず，また，高等教育は，能力に応じ，すべての者にひとしく開放されていなければならない。

　2．教育は，人格の完全な発展並びに人権及び基本的自由の尊重の強化を目的としなければならない。教育は，すべての国又は人種的若しくは宗教的集団の相互間の理解，寛容及び友好関係を増進し，かつ，平和の維持のため，国際連合の活動を促進するものでなければならない。

　3．親は，子に与える教育の種類を選択する優先的権利を有する。

第27条　1．すべて人は，自由に社会の文化生活に参加し，芸術を鑑賞し，及び科学の進歩とその恩恵とにあずかる権利を有する。

　2．すべて人は，その創作した科学的，文学的又は美術的作品から生ずる精神的及び物質的利益を保護される権利を有する。

第28条　すべて人は，この宣言に掲げる権利及び自由が完全に実現される社会的及び国際的秩序に対する権利を有する。

第29条　1．すべて人は，その人格の自由かつ完全な発展がその中にあってのみ可能である社会に対して義務を負う。

　2．すべて人は，自己の権利及び自由を行使するに当っては，他人の権利及び自由の正当な承認及び尊重を保障すること並びに民主的社会における道徳，公の秩序及び一般の福祉の正当な要求を満たすことをもっぱら目的として法律によって定められた制限にのみ服する。

　3．これらの権利及び自由は，いかなる場合にも，国際連合の目的及び原則に反して行使してはならない。

第30条　この宣言のいかなる規定も，いずれかの国，集団又は個人に対して，この宣言に掲げる権利及び自由の破壊を目的とする活動に従事し，又はそのような目的を

有する行為を行う権利を認めるものと解釈してはならない。

出典／国際連合広報センター（https://www.unic.or.jp/）：世界人権宣言テキスト，
https://www.unic.or.jp/activities/humanrights/document/bill_of_rights/universal_declaration/
（最終アクセス日：2020/9/17）

## 4 患者の権利に関する WMA リスボン宣言（日本医師会訳）

### ▶序文

　医師，患者およびより広い意味での社会との関係は，近年著しく変化してきた。医師は，常に自らの良心に従い，また常に患者の最善の利益のために行動すべきであると同時に，それと同等の努力を患者の自律性と正義を保証するために払わねばならない。以下に掲げる宣言は，医師が是認し推進する患者の主要な権利のいくつかを述べたものである。医師および医療従事者，または医療組織は，この権利を認識し，擁護していくうえで共同の責任を担っている。法律，政府の措置，あるいは他のいかなる行政や慣例であろうとも，患者の権利を否定する場合には，医師はこの権利を保障ないし回復させる適切な手段を講じるべきである。

### ▶原則

１．良質の医療を受ける権利

　ａ．すべての人は，差別なしに適切な医療を受ける権利を有する。

　ｂ．すべての患者は，いかなる外部干渉も受けずに自由に臨床上および倫理上の判断を行うことを認識している医師から治療を受ける権利を有する。

　ｃ．患者は，常にその最善の利益に即して治療を受けるものとする。患者が受ける治療は，一般的に受け入れられた医学的原則に沿って行われるものとする。

　ｄ．質の保証は，常に医療のひとつの要素でなければならない。特に医師は，医療の質の擁護者たる責任を担うべきである。

　ｅ．供給を限られた特定の治療に関して，それを必要とする患者間で選定を行わなければならない場合は，そのような患者はすべて治療を受けるための公平な選択手続きを受ける権利がある。その選択は，医学的基準に基づき，かつ差別なく行われなければならない。

　ｆ．患者は，医療を継続して受ける権利を有する。医師は，医学的に必要とされる治療を行うにあたり，同じ患者の治療にあたっている他の医療提供者と協力する責務を有する。医師は，現在と異なる治療を行うために患者に対して適切な援助と十分な機会を与えることができないならば，今までの治療が医学的に引き続き必要とされる限り，患者の治療を中断してはならない。

２．選択の自由の権利

　ａ．患者は，民間，公的部門を問わず，担当の医師，病院，あるいは保健サービス機関を自由に選択し，また変更する権利を有する。

　ｂ．患者はいかなる治療段階においても，他の医師の意見を求める権利を有する。

３．自己決定の権利

　ａ．患者は，自分自身に関わる自由な決定を行うための自己決定の権利を有する。

医師は，患者に対してその決定のもたらす結果を知らせるものとする。

　b．精神的に判断能力のある成人患者は，いかなる診断上の手続きないし治療に対しても，同意を与えるかまたは差し控える権利を有する。患者は自分自身の決定を行ううえで必要とされる情報を得る権利を有する。患者は，検査ないし治療の目的，その結果が意味すること，そして同意を差し控えることの意味について明確に理解するべきである。

　c．患者は医学研究あるいは医学教育に参加することを拒絶する権利を有する。

4．意識のない患者

　a．患者が意識不明かその他の理由で意思を表明できない場合は，法律上の権限を有する代理人から，可能な限りインフォームド・コンセントを得なければならない。

　b．法律上の権限を有する代理人がおらず，患者に対する医学的侵襲が緊急に必要とされる場合は，患者の同意があるものと推定する。ただし，その患者の事前の確固たる意思表示あるいは信念に基づいて，その状況における医学的侵襲に対し同意を拒絶することが明白かつ疑いのない場合を除く。

　c．しかしながら，医師は自殺企図により意識を失っている患者の生命を救うよう常に努力すべきである。

5．法的無能力の患者

　a．患者が未成年者あるいは法的無能力者の場合，法域によっては，法律上の権限を有する代理人の同意が必要とされる。それでもなお，患者の能力が許す限り，患者は意思決定に関与しなければならない。

　b．法的無能力の患者が合理的な判断をしうる場合，その意思決定は尊重されねばならず，かつ患者は法律上の権限を有する代理人に対する情報の開示を禁止する権利を有する。

　c．患者の代理人で法律上の権限を有する者，あるいは患者から権限を与えられた者が，医師の立場から見て，患者の最善の利益となる治療を禁止する場合，医師はその決定に対して，関係する法的あるいはその他慣例に基づき，異議を申し立てるべきである。救急を要する場合，医師は患者の最善の利益に即して行動することを要する。

6．患者の意思に反する処置

　患者の意思に反する診断上の処置あるいは治療は，特別に法律が認めるか医の倫理の諸原則に合致する場合には，例外的な事例としてのみ行うことができる。

7．情報に対する権利

　a．患者は，いかなる医療上の記録であろうと，そこに記載されている自己の情報を受ける権利を有し，また症状についての医学的事実を含む健康状態に関して十分な説明を受ける権利を有する。しかしながら，患者の記録に含まれる第三者についての機密情報は，その者の同意なくしては患者に与えてはならない。

　b．例外的に，情報が患者自身の生命あるいは健康に著しい危険をもたらす恐れがあると信ずるべき十分な理由がある場合は，その情報を患者に対して与えなくともよい。

　c．情報は，その患者の文化に適した方法で，かつ患者が理解できる方法で与えられなければならない。

d．患者は，他人の生命の保護に必要とされていない場合に限り，その明確な要求に基づき情報を知らされない権利を有する。

　e．患者は，必要があれば自分に代わって情報を受ける人を選択する権利を有する。

8．守秘義務に対する権利

　a．患者の健康状態，症状，診断，予後および治療について個人を特定しうるあらゆる情報，ならびにその他個人のすべての情報は，患者の死後も秘密が守られなければならない。ただし，患者の子孫には，自らの健康上のリスクに関わる情報を得る権利もありうる。

　b．秘密情報は，患者が明確な同意を与えるか，あるいは法律に明確に規定されている場合に限り開示することができる。情報は，患者が明らかに同意を与えていない場合は，厳密に「知る必要性」に基づいてのみ，他の医療提供者に開示することができる。

　c．個人を特定しうるあらゆる患者のデータは保護されねばならない。データの保護のために，その保管形態は適切になされなければならない。個人を特定しうるデータが導き出せるようなその人の人体を形成する物質も同様に保護されねばならない。

9．健康教育を受ける権利

　すべての人は，個人の健康と保健サービスの利用について，情報を与えられたうえでの選択が可能となるような健康教育を受ける権利がある。この教育には，健康的なライフスタイルや，疾病の予防および早期発見についての手法に関する情報が含まれていなければならない。健康に対するすべての人の自己責任が強調されるべきである。医師は教育的努力に積極的に関わっていく義務がある。

10．尊厳に対する権利

　a．患者は，その文化および価値観を尊重されるように，その尊厳とプライバシーを守る権利は，医療と医学教育の場において常に尊重されるものとする。

　b．患者は，最新の医学知識に基づき苦痛を緩和される権利を有する。

　c．患者は，人間的な終末期ケアを受ける権利を有し，またできる限り尊厳を保ち，かつ安楽に死を迎えるためのあらゆる可能な助力を与えられる権利を有する。

11．宗教的支援に対する権利

　患者は，信仰する宗教の聖職者による支援を含む，精神的，道徳的慰問を受けるか受けないかを決める権利を有する。

出典／公益社団法人日本医師会ホームページ：患者の権利に関する WMA リスボン宣言，
http://www.med.or.jp/doctor/international/wma/lisbon.html（最終アクセス：2020/10/8）

# Ⅱ　医療の基本となる法律

## 1　日本国憲法［抄］（昭和 21 年憲法）

前文，第 1 条〜第 9 条　略

## 第3章 | 国民の権利及び義務

**▶日本の国民たる要件**

第10条 日本国民たる要件は，法律でこれを定める。

**▶基本的人権**

第11条 国民は，すべての基本的人権の享有を妨げられない。この憲法が国民に保障する基本的人権は，侵すことのできない永久の権利として，現在及び将来の国民に与へられる。

**▶自由及び権利の保持と公共の福祉**

第12条 この憲法が国民に保障する自由及び権利は，国民の不断の努力によつて，これを保持しなければならない。又，国民は，これを濫用してはならないのであつて，常に公共の福祉のためにこれを利用する責任を負ふ。

**▶個人の尊重，幸福追求権，公共の福祉**

第13条 すべて国民は，個人として尊重される。生命，自由及び幸福追求に対する国民の権利については，公共の福祉に反しない限り，立法その他の国政の上で，最大の尊重を必要とする。

**▶平等原則**

第14条 すべて国民は，法の下に平等であつて，人種，信条，性別，社会的身分又は門地により，政治的，経済的又は社会的関係において，差別されない。

第15条～第24条 略

**▶生存権及び国民に対する国の義務**

第25条 すべて国民は，健康で文化的な最低限度の生活を営む権利を有する。

2 国は，すべての生活部面について，社会福祉，社会保障及び公衆衛生の向上及び増進に努めなければならない。

第26条～第96条 略

## 第10章 | 最高法規

**▶基本的人権の保障**

第97条 この憲法が日本国民に保障する基本的人権は，人類の多年にわたる自由獲得の努力の成果であつて，これらの権利は，過去幾多の試錬に堪へ，現在及び将来の国民に対し，侵すことのできない永久の権利として信託されたものである。

第98条以下 略

## 2 医療法［抄］（昭和23年法律第205号）

### 第1章 | 総則

**▶目的**

第1条 この法律は，医療を受ける者による医療に関する適切な選択を支援するために必要な事項，医療の安全を確保するために必要な事項，病院，診療所及び助産所

の開設及び管理に関し必要な事項並びにこれらの施設の整備並びに医療提供施設相互間の機能の分担及び業務の連携を推進するために必要な事項を定めること等により，医療を受ける者の利益の保護及び良質かつ適切な医療を効率的に提供する体制の確保を図り，もつて国民の健康の保持に寄与することを目的とする。

▶医療提供の理念

**第1条の2** 医療は，生命の尊重と個人の尊厳の保持を旨とし，医師，歯科医師，薬剤師，看護師その他の医療の担い手と医療を受ける者との信頼関係に基づき，及び医療を受ける者の心身の状況に応じて行われるとともに，その内容は，単に治療のみならず，疾病の予防のための措置及びリハビリテーションを含む良質かつ適切なものでなければならない。

2　医療は，国民自らの健康の保持増進のための努力を基礎として，医療を受ける者の意向を十分に尊重し，病院，診療所，介護老人保健施設，介護医療院，調剤を実施する薬局その他の医療を提供する施設（以下「医療提供施設」という。），医療を受ける者の居宅等（居宅その他厚生労働省令で定める場所をいう。以下同じ。）において，医療提供施設の機能に応じ効率的に，かつ，福祉サービスその他の関連するサービスとの有機的な連携を図りつつ提供されなければならない。

▶国及び地方公共団体の責務

**第1条の3** 国及び地方公共団体は，前条に規定する理念に基づき，国民に対し良質かつ適切な医療を効率的に提供する体制が確保されるよう努めなければならない。

▶医療従事者の責務

**第1条の4** 医師，歯科医師，薬剤師，看護師その他の医療の担い手は，第1条の2に規定する理念に基づき，医療を受ける者に対し，良質かつ適切な医療を行うよう努めなければならない。

2　医師，歯科医師，薬剤師，看護師その他の医療の担い手は，医療を提供するに当たり，適切な説明を行い，医療を受ける者の理解を得るよう努めなければならない。

3　医療提供施設において診療に従事する医師及び歯科医師は，医療提供施設相互間の機能の分担及び業務の連携に資するため，必要に応じ，医療を受ける者を他の医療提供施設に紹介し，その診療に必要な限度において医療を受ける者の診療又は調剤に関する情報を他の医療提供施設において診療又は調剤に従事する医師若しくは歯科医師又は薬剤師に提供し，及びその他必要な措置を講ずるよう努めなければならない。

4　病院又は診療所の管理者は，当該病院又は診療所を退院する患者が引き続き療養を必要とする場合には，保健医療サービス又は福祉サービスを提供する者との連携を図り，当該患者が適切な環境の下で療養を継続することができるよう配慮しなければならない。

5　医療提供施設の開設者及び管理者は，医療技術の普及及び医療の効率的な提供に資するため，当該医療提供施設の建物又は設備を，当該医療提供施設に勤務しない医師，歯科医師，薬剤師，看護師その他の医療の担い手の診療，研究又は研修のために利用させるよう配慮しなければならない。

▶病院，診療所の定義

**第1条の5** この法律において，「病院」とは，医師又は歯科医師が，公衆又は特定

多数人のため医業又は歯科医業を行う場所であつて，20人以上の患者を入院させるための施設を有するものをいう。病院は，傷病者が，科学的でかつ適正な診療を受けることができる便宜を与えることを主たる目的として組織され，かつ，運営されるものでなければならない。

　2　この法律において，「診療所」とは，医師又は歯科医師が，公衆又は特定多数人のため医業又は歯科医業を行う場所であつて，患者を入院させるための施設を有しないもの又は19人以下の患者を入院させるための施設を有するものをいう。

▶介護老人保健施設，介護医療院の定義

第1条の6　この法律において，「介護老人保健施設」とは，介護保険法（平成9年法律第123号）の規定による介護老人保健施設をいう。

　2　この法律において，「介護医療院」とは，介護保険法の規定による介護医療院をいう。

▶助産所の定義

第2条　この法律において，「助産所」とは，助産師が公衆又は特定多数人のためその業務（病院又は診療所において行うものを除く。）を行う場所をいう。

　2　助産所は，妊婦，産婦又はじよく婦10人以上の入所施設を有してはならない。

▶名称の使用制限

第3条　疾病の治療（助産を含む。）をなす場所であつて，病院又は診療所でないものは，これに病院，病院分院，産院，療養所，診療所，診察所，医院その他病院又は診療所に紛らわしい名称を附けてはならない。

　2　診療所は，これに病院，病院分院，産院その他病院に紛らわしい名称を附けてはならない。

　3　助産所でないものは，これに助産所その他助産師がその業務を行う場所に紛らわしい名称を付けてはならない。

▶地域医療支援病院

第4条　国，都道府県，市町村，第42条の2第1項に規定する社会医療法人その他厚生労働大臣の定める者の開設する病院であつて，地域における医療の確保のために必要な支援に関する次に掲げる要件に該当するものは，その所在地の都道府県知事の承認を得て地域医療支援病院と称することができる。

　　一　他の病院又は診療所から紹介された患者に対し医療を提供し，かつ，当該病院の建物の全部若しくは一部，設備，器械又は器具を，当該病院に勤務しない医師，歯科医師，薬剤師，看護師その他の医療従事者（以下単に「医療従事者」という。）の診療，研究又は研修のために利用させるための体制が整備されていること。

　　二　救急医療を提供する能力を有すること。

　　三　地域の医療従事者の資質の向上を図るための研修を行わせる能力を有すること。

　　四　厚生労働省令で定める数以上の患者を入院させるための施設を有すること。

　　五　第21条第1項第二号から第八号まで及び第十号から第十二号まで並びに第22条第一号及び第四号から第九号までに規定する施設を有すること。

　　六　その施設の構造設備が第21条第1項及び第22条の規定に基づく厚生労働

省令並びに同項の規定に基づく都道府県の条例で定める要件に適合するものであること。

2　都道府県知事は，前項の承認をするに当たつては，あらかじめ，都道府県医療審議会の意見を聴かなければならない。

3　地域医療支援病院でないものは，これに地域医療支援病院又はこれに紛らわしい名称を付けてはならない。

▶特定機能病院

第4条の2　病院であつて，次に掲げる要件に該当するものは，厚生労働大臣の承認を得て特定機能病院と称することができる。

　　一　高度の医療を提供する能力を有すること。

　　二　高度の医療技術の開発及び評価を行う能力を有すること。

　　三　高度の医療に関する研修を行わせる能力を有すること。

　　四　医療の高度の安全を確保する能力を有すること。

　　五　その診療科名中に，厚生労働省令の定めるところにより，厚生労働省令で定める診療科名を有すること。

　　六　厚生労働省令で定める数以上の患者を入院させるための施設を有すること。

　　七　その有する人員が第22条の2の規定に基づく厚生労働省令で定める要件に適合するものであること。

　　八　第21条第1項第二号から第八号まで及び第十号から第十二号まで並びに第22条の2第二号，第五号及び第六号に規定する施設を有すること。

　　九　その施設の構造設備が第21条第1項及び第22条の2の規定に基づく厚生労働省令並びに同項の規定に基づく都道府県の条例で定める要件に適合するものであること。

2　厚生労働大臣は，前項の承認をするに当たつては，あらかじめ，社会保障審議会の意見を聴かなければならない。

3　特定機能病院でないものは，これに特定機能病院又はこれに紛らわしい名称を付けてはならない。

第4条の3〜第6条　略

| 第2章 | 医療に関する選択の支援等 |

第6条の2〜6条の4の2　略

第6条の5　何人も，医業若しくは歯科医業又は病院若しくは診療所に関して，文書その他いかなる方法によるを問わず，広告その他の医療を受ける者を誘引するための手段としての表示（以下この節において単に「広告」という。）をする場合には，虚偽の広告をしてはならない。

2　前項に規定する場合には，医療を受ける者による医療に関する適切な選択を阻害することがないよう，広告の内容及び方法が，次に掲げる基準に適合するものでなければならない。

　　一　他の病院又は診療所と比較して優良である旨の広告をしないこと。

　　二　誇大な広告をしないこと。

三　公の秩序又は善良の風俗に反する内容の広告をしないこと。

　　四　その他医療に関する適切な選択に関し必要な基準として厚生労働省令で定める基準

　3，4　略

▶診療科名

第6条の6　前条第3項第二号の規定による診療科名は，医業及び歯科医業につき政令で定める診療科名並びに当該診療科名以外の診療科名であつて当該診療に従事する医師又は歯科医師が厚生労働大臣の許可を受けたものとする。

　2　厚生労働大臣は，前項の政令の制定又は改廃の立案をしようとするときは，医学医術に関する学術団体及び医道審議会の意見を聴かなければならない。

　3　厚生労働大臣は，第1項の許可をするに当たつては，あらかじめ，医道審議会の意見を聴かなければならない。

　4　第1項の規定による許可に係る診療科名について広告をするときは，当該診療科名につき許可を受けた医師又は歯科医師の氏名について，併せて広告をしなければならない。

▶助産師の業務・助産所に関する広告の制限

第6条の7　何人も，助産師の業務又は助産所に関して，文書その他いかなる方法によるを問わず，広告をする場合には，虚偽の広告をしてはならない。

　2　前項に規定する場合には，医療を受ける者による医療に関する適切な選択を阻害することがないよう，広告の内容及び方法が，次に掲げる基準に適合するものでなければならない。

　　一　他の助産所と比較して優良である旨の広告をしないこと。

　　二　誇大な広告をしないこと。

　　三　公の秩序又は善良の風俗に反する内容の広告をしないこと。

　　四　その他医療に関する適切な選択に関し必要な基準として厚生労働省令で定める基準

　3　略

第6条の8　略

---

| 第3章 | 医療の安全の確保 |

▶医療の安全の確保に関する国及び地方公共団体の責務

第6条の9　国並びに都道府県，保健所を設置する市及び特別区は，医療の安全に関する情報の提供，研修の実施，意識の啓発その他の医療の安全の確保に関し必要な措置を講ずるよう努めなければならない。

▶医療事故に関する病院等の管理者の責務

第6条の10　病院，診療所又は助産所（以下この章において「病院等」という。）の管理者は，医療事故（当該病院等に勤務する医療従事者が提供した医療に起因し，又は起因すると疑われる死亡又は死産であつて，当該管理者が当該死亡又は死産を予期しなかつたものとして厚生労働省令で定めるものをいう。以下この章において同じ。）が発生した場合には，厚生労働省令で定めるところにより，遅滞なく，当該医

療事故の日時，場所及び状況その他厚生労働省令で定める事項を第6条の15第1項の医療事故調査・支援センターに報告しなければならない。

　2　略

▶医療事故調査

**第6条の11**　病院等の管理者は，医療事故が発生した場合には，厚生労働省令で定めるところにより，速やかにその原因を明らかにするために必要な調査（以下この章において「医療事故調査」という。）を行わなければならない。

　2　病院等の管理者は，医学医術に関する学術団体その他の厚生労働大臣が定める団体（法人でない団体にあつては，代表者又は管理人の定めのあるものに限る。次項及び第6条の22において「医療事故調査等支援団体」という。）に対し，医療事故調査を行うために必要な支援を求めるものとする。

　3　医療事故調査等支援団体は，前項の規定により支援を求められたときは，医療事故調査に必要な支援を行うものとする。

　4　病院等の管理者は，医療事故調査を終了したときは，厚生労働省令で定めるところにより，遅滞なく，その結果を第6条の15第1項の医療事故調査・支援センターに報告しなければならない。

　5　病院等の管理者は，前項の規定による報告をするに当たつては，あらかじめ，遺族に対し，厚生労働省令で定める事項を説明しなければならない。ただし，遺族がないとき，又は遺族の所在が不明であるときは，この限りでない。

**第6条の12〜27**　略

---

### 第4章 ｜ 病院，診療所及び助産所

▶病院，診療所及び助産所等の開設許可

**第7条**　病院を開設しようとするとき，医師法（昭和23年法律第201号）第16条の6第1項の規定による登録を受けた者（同法第7条の2第1項の規定による厚生労働大臣の命令を受けた者にあつては，同条第2項の規定による登録を受けた者に限る。以下「臨床研修等修了医師」という。）及び歯科医師法（昭和23年法律第202号）第16条の4第1項の規定による登録を受けた者（同法第7条の2第1項の規定による厚生労働大臣の命令を受けた者にあつては，同条第2項の規定による登録を受けた者に限る。以下「臨床研修等修了歯科医師」という。）でない者が診療所を開設しようとするとき，又は助産師（保健師助産師看護師法（昭和23年法律第203号）第15条の2第1項の規定による厚生労働大臣の命令を受けた者にあつては，同条第3項の規定による登録を受けた者に限る。以下この条，第8条及び第11条において同じ。）でない者が助産所を開設しようとするときは，開設地の都道府県知事（診療所又は助産所にあつては，その開設地が保健所を設置する市又は特別区の区域にある場合においては，当該保健所を設置する市の市長又は特別区の区長。第8条から第9条まで，第12条，第15条，第18条，第24条，第24条の2，第27条及び第28条から第30条までの規定において同じ。）の許可を受けなければならない。

　2〜6　略

**第7条の2，3**　略

## ▶診療所, 助産所の開設の届出

**第8条** 臨床研修等修了医師, 臨床研修等修了歯科医師又は助産師が診療所又は助産所を開設したときは, 開設後 10 日以内に, 診療所又は助産所の所在地の都道府県知事に届け出なければならない。

**第8条の2〜第30条の2** 略

---

### 第5章 | 医療提供体制の確保

---

## ▶医療提供体制の基本方針

**第30条の3** 厚生労働大臣は, 地域における医療及び介護の総合的な確保の促進に関する法律（平成元年法律第64号）第3条第1項に規定する総合確保方針に即して, 良質かつ適切な医療を効率的に提供する体制（以下「医療提供体制」という。）の確保を図るための基本的な方針（以下「基本方針」という。）を定めるものとする。

　2　基本方針においては, 次に掲げる事項について定めるものとする。

　　一　医療提供体制の確保のため講じようとする施策の基本となるべき事項

　　二　医療提供体制の確保に関する調査及び研究に関する基本的な事項

　　三　医療提供体制の確保に係る目標に関する事項

　　四　医療提供施設相互間の機能の分担及び業務の連携並びに医療を受ける者に対する医療提供施設の機能に関する情報の提供の推進に関する基本的な事項

　　五　第30条の4第2項第七号に規定する地域医療構想に関する基本的な事項

　　六　地域における病床の機能（病院又は診療所の病床において提供する患者の病状に応じた医療の内容をいう。以下同じ。）の分化及び連携並びに医療を受ける者に対する病床の機能に関する情報の提供の推進に関する基本的な事項

　　七　外来医療に係る医療提供体制の確保に関する基本的な事項

　　八　医師の確保に関する基本的な事項

　　九　医療従事者（医師を除く。）の確保に関する基本的な事項

　　十　第30条の4第1項に規定する医療計画の作成及び医療計画に基づく事業の実施状況の評価に関する基本的な事項

　　十一　その他医療提供体制の確保に関する重要事項

　3　厚生労働大臣は, 基本方針を定め, 又はこれを変更したときは, 遅滞なく, これを公表するものとする。

**第30条の3の2** 略

## ▶医療計画

**第30条の4** 都道府県は, 基本方針に即して, かつ, 地域の実情に応じて, 当該都道府県における医療提供体制の確保を図るための計画（以下「医療計画」という。）を定めるものとする。

　2　医療計画においては, 次に掲げる事項を定めるものとする。

　　一　都道府県において達成すべき第四号及び第五号の事業並びに居宅等における医療の確保の目標に関する事項

　　二　第四号及び第五号の事業並びに居宅等における医療の確保に係る医療連携体制（医療提供施設相互間の機能の分担及び業務の連携を確保するための体制をいう。

以下同じ。）に関する事項

　三　医療連携体制における医療提供施設の機能に関する情報の提供の推進に関する事項

　四　生活習慣病その他の国民の健康の保持を図るために特に広範かつ継続的な医療の提供が必要と認められる疾病として厚生労働省令で定めるものの治療又は予防に係る事業に関する事項

　五　次に掲げる医療の確保に必要な事業（以下「救急医療等確保事業」という。）に関する事項（ハに掲げる医療については，その確保が必要な場合に限る。）

　　　イ　救急医療

　　　ロ　災害時における医療

　　　ハ　へき地の医療

　　　ニ　周産期医療

　　　ホ　小児医療（小児救急医療を含む。）

　　　ヘ　イからホまでに掲げるもののほか，都道府県知事が当該都道府県における疾病の発生の状況等に照らして特に必要と認める医療

　六　居宅等における医療の確保に関する事項

　七　地域における病床の機能の分化及び連携を推進するための基準として厚生労働省令で定める基準に従い定める区域（以下「構想区域」という。）における次に掲げる事項を含む将来の医療提供体制に関する構想（以下「地域医療構想」という。）に関する事項

　　　イ　構想区域における厚生労働省令で定めるところにより算定された第30条の13第1項に規定する病床の機能区分ごとの将来の病床数の必要量（以下単に「将来の病床数の必要量」という。）

　　　ロ　イに掲げるもののほか，構想区域における病床の機能の分化及び連携の推進のために必要なものとして厚生労働省令で定める事項

　八　地域医療構想の達成に向けた病床の機能の分化及び連携の推進に関する事項

　九　病床の機能に関する情報の提供の推進に関する事項

　十　外来医療に係る医療提供体制の確保に関する事項

　十一　医師の確保に関する次に掲げる事項

　　　イ　第十四号及び第十五号に規定する区域における医師の確保の方針

　　　ロ　厚生労働省令で定める方法により算定された第十四号に規定する区域における医師の数に関する指標を踏まえて定める同号に規定する区域において確保すべき医師の数の目標

　　　ハ　厚生労働省令で定める方法により算定された第十五号に規定する区域における医師の数に関する指標を踏まえて定める同号に規定する区域において確保すべき医師の数の目標

　　　ニ　ロ及びハに掲げる目標の達成に向けた医師の派遣その他の医師の確保に関する施策

　十二　医療従事者（医師を除く。）の確保に関する事項

　十三　医療の安全の確保に関する事項

十四　主として病院の病床（次号に規定する病床並びに精神病床，感染症病床及び結核病床を除く。）及び診療所の病床の整備を図るべき地域的単位として区分する区域の設定に関する事項

　十五　二以上の前号に規定する区域を併せた区域であつて，主として厚生労働省令で定める特殊な医療を提供する病院の療養病床又は一般病床であつて当該医療に係るものの整備を図るべき地域的単位としての区域の設定に関する事項

　十六　第6項及び第7項に規定する区域を定めた場合には，当該区域の設定に関する事項

　十七　療養病床及び一般病床に係る基準病床数，精神病床に係る基準病床数，感染症病床に係る基準病床数並びに結核病床に係る基準病床数に関する事項

　3〜18　略

第30条の5〜第38条　略

## 第6章 ｜ 医療法人

▶医療法人の設立

第39条　病院，医師若しくは歯科医師が常時勤務する診療所，介護老人保健施設又は介護医療院を開設しようとする社団又は財団は，この法律の規定により，これを法人とすることができる。

　2　前項の規定による法人は，医療法人と称する。

第40条　略

▶医療法人の責務

第40条の2　医療法人は，自主的にその運営基盤の強化を図るとともに，その提供する医療の質の向上及びその運営の透明性の確保を図り，その地域における医療の重要な担い手としての役割を積極的に果たすよう努めなければならない。

第41条〜第69条　略

## 第7章 ｜ 地域医療連携推進法人

▶地域医療連携推進法人

第70条　次に掲げる法人（営利を目的とする法人を除く。以下この章において「参加法人」という。）及び地域において良質かつ適切な医療を効率的に提供するために必要な者として厚生労働省令で定める者を社員とし，かつ，病院，診療所，介護老人保健施設又は介護医療院（以下この章において「病院等」という。）に係る業務の連携を推進するための方針（以下この章において「医療連携推進方針」という。）を定め，医療連携推進業務を行うことを目的とする一般社団法人は，定款において定める当該連携を推進する区域（以下「医療連携推進区域」という。）の属する都道府県（当該医療連携推進区域が2以上の都道府県にわたる場合にあつては，これらの都道府県のいずれか1の都道府県）の知事の認定を受けることができる。

　一　医療連携推進区域において，病院等を開設する法人

　二　医療連携推進区域において，介護事業（身体上又は精神上の障害があることにより日常生活を営むのに支障がある者に対し，入浴，排せつ，食事等の介護，機

能訓練，看護及び療養上の管理その他のその者の能力に応じ自立した日常生活を営むことができるようにするための福祉サービス又は保健医療サービスを提供する事業をいう。）その他の地域包括ケアシステム（地域における医療及び介護の総合的な確保の促進に関する法律第2条第1項に規定する地域包括ケアシステムをいう。第70条の7において同じ。）の構築に資する事業（以下この章において「介護事業等」という。）に係る施設又は事業所を開設し，又は管理する法人

2 前項の医療連携推進業務は，病院等に係る業務について，医療連携推進方針に沿つた連携の推進を図ることを目的として行う次に掲げる業務その他の業務をいう。

　一 医療従事者の資質の向上を図るための研修
　二 病院等に係る業務に必要な医薬品，医療機器その他の物資の供給
　三 資金の貸付けその他の参加法人が病院等に係る業務を行うのに必要な資金を調達するための支援として厚生労働省令で定めるもの

第70条の2〜6 略

▶地域医療連携推進法人の責務

第70条の7 地域医療連携推進法人は，自主的にその運営基盤の強化を図るとともに，その医療連携推進区域において病院等を開設し，又は介護事業等に係る施設若しくは事業所を開設し，若しくは管理する参加法人の業務の連携の推進及びその運営の透明性の確保を図り，地域医療構想の達成及び地域包括ケアシステムの構築に資する役割を積極的に果たすよう努めなければならない。

第70条の8以下 略

## ③ 医師法 ［抄］（昭和23年法律第201号）

### 第1章 │ 総則

▶医師の任務

第1条 医師は，医療及び保健指導を掌ることによつて公衆衛生の向上及び増進に寄与し，もつて国民の健康な生活を確保するものとする。

第1条の2 略

### 第2章 │ 免許

▶医師の免許

第2条 医師になろうとする者は，医師国家試験に合格し，厚生労働大臣の免許を受けなければならない。

▶医師免許の欠格事由

第3条 未成年者には，免許を与えない。

第4条 次の各号のいずれかに該当する者には，免許を与えないことがある。

　一 心身の障害により医師の業務を適正に行うことができない者として厚生労働省令で定めるもの
　二 麻薬，大麻又はあへんの中毒者

三　罰金以上の刑に処せられた者

　　四　前号に該当する者を除くほか，医事に関し犯罪又は不正の行為のあつた者

▶医籍

第5条　厚生労働省に医籍を備え，登録年月日，第7条第1項の規定による処分に関する事項その他の医師免許に関する事項を登録する。

第6条〜第8条　略

---

### 第3章 | 試験

▶医師国家試験の内容

第9条　医師国家試験は，臨床上必要な医学及び公衆衛生に関して，医師として具有すべき知識及び技能について，これを行う。

▶医師国家試験の実施

第10条　医師国家試験及び医師国家試験予備試験は，毎年少くとも1回，厚生労働大臣が，これを行う。

　2　厚生労働大臣は，医師国家試験又は医師国家試験予備試験の科目又は実施若しくは合格者の決定の方法を定めようとするときは，あらかじめ，医道審議会の意見を聴かなければならない。

▶医師国家試験の受験資格

第11条　医師国家試験は，次の各号のいずれかに該当する者でなければ，これを受けることができない。

　　一　大学において，医学の正規の課程を修めて卒業した者

　　二　医師国家試験予備試験に合格した者で，合格した後1年以上の診療及び公衆衛生に関する実地修練を経たもの

　　三　外国の医学校を卒業し，又は外国で医師免許を得た者で，厚生労働大臣が前二号に掲げる者と同等以上の学力及び技能を有し，かつ，適当と認定したもの

第12条〜第16条　略

---

### 第4章 | 研修

▶臨床研修

第16条の2　診療に従事しようとする医師は，2年以上，都道府県知事の指定する病院又は外国の病院で厚生労働大臣の指定するものにおいて，臨床研修を受けなければならない。

　2〜7　略

第16条の3〜11　略

---

### 第5章 | 業務

▶医師でない者の医業の禁止

第17条　医師でなければ，医業をなしてはならない。

▶名称の使用制限

第18条　医師でなければ，医師又はこれに紛らわしい名称を用いてはならない。

▶応召義務及び診断書等の交付義務

**第19条** 診療に従事する医師は，診察治療の求があつた場合には，正当な事由がなければ，これを拒んではならない。

 2 診察若しくは検案をし，又は出産に立ち会つた医師は，診断書若しくは検案書又は出生証明書若しくは死産証書の交付の求があつた場合には，正当の事由がなければ，これを拒んではならない。

**第20条以下** 略

---

## 4 健康保険法［抄］（大正11年法律第70号）

### 第1章 | 総則

▶目的

**第1条** この法律は，労働者又はその被扶養者の業務災害（労働者災害補償保険法（昭和22年法律第50号）第7条第1項第一号に規定する業務災害をいう。）以外の疾病，負傷若しくは死亡又は出産に関して保険給付を行い，もって国民の生活の安定と福祉の向上に寄与することを目的とする。

▶基本的理念

**第2条** 健康保険制度については，これが医療保険制度の基本をなすものであることにかんがみ，高齢化の進展，疾病構造の変化，社会経済情勢の変化等に対応し，その他の医療保険制度及び後期高齢者医療制度並びにこれらに密接に関連する制度と併せてその在り方に関して常に検討が加えられ，その結果に基づき，医療保険の運営の効率化，給付の内容及び費用の負担の適正化並びに国民が受ける医療の質の向上を総合的に図りつつ，実施されなければならない。

**第3条以下** 略

---

## 5 地域における医療及び介護の総合的な確保の促進に関する法律［抄］（平成元年法律第64号）

### 第1章 | 総則

▶目的

**第1条** この法律は，国民の健康の保持及び福祉の増進に係る多様なサービスへの需要が増大していることに鑑み，地域における創意工夫を生かしつつ，地域において効率的かつ質の高い医療提供体制を構築するとともに地域包括ケアシステムを構築することを通じ，地域における医療及び介護の総合的な確保を促進する措置を講じ，もって高齢者をはじめとする国民の健康の保持及び福祉の増進を図り，あわせて国民が生きがいを持ち健康で安らかな生活を営むことができる地域社会の形成に資することを目的とする。

▶定義

**第2条** この法律において「地域包括ケアシステム」とは，地域の実情に応じて，高齢者が，可能な限り，住み慣れた地域でその有する能力に応じ自立した日常生活を営むことができるよう，医療，介護，介護予防（要介護状態若しくは要支援状態となることの予防又は要介護状態若しくは要支援状態の軽減若しくは悪化の防止をいう。），住まい及び自立した日常生活の支援が包括的に確保される体制をいう。

2　この法律において「介護給付等対象サービス等」とは，介護保険法（平成9年法律第123号）第24条第2項に規定する介護給付等対象サービス及び老人福祉法（昭和38年法律第133号）に基づく福祉サービスをいう。

3　この法律において「公的介護施設等」とは，地域において介護給付等対象サービス等を提供する施設その他これに類する施設又は設備のうち厚生労働省令で定めるもの（次項に規定する特定民間施設を除く。）をいう。

4　この法律において「特定民間施設」とは，介護給付等対象サービス等との連携の下に地域において保健サービス及び福祉サービスを総合的に提供する一群の施設であって，民間事業者が整備する次に掲げる施設から構成されるものをいう。

一　住民の老後における疾病予防のため有酸素運動（継続的に酸素を摂取して全身持久力に関する生理機能の維持又は回復のために行う身体の運動をいう。）を行わせるとともに，老人に対して機能訓練を行う施設であって，診療所が附置されていることその他の政令で定める要件に適合するもの

二　老人に対して，各種の相談に応ずるとともに，教養の向上及びレクリエーションのための便宜を総合的に供与する施設（老人福祉法第20条の7に規定する老人福祉センターを除く。）

三　イに掲げる施設であってロに掲げる施設が併せて設置されるもの

イ　身体上若しくは精神上の障害があって日常生活を営むのに支障がある老人又はその者を現に養護する者を通わせ，入浴若しくは給食又は介護方法の指導の実施その他の厚生労働省令で定める便宜を供与する施設

ロ　身体上又は精神上の障害があって日常生活を営むのに支障がある老人につきその者の居宅において入浴，排せつ，食事等の介護を行う事業その他のその者が居宅において日常生活を営むのに必要な便宜を供与する事業であって政令で定めるもののために必要な施設

四　老人福祉法第29条第1項に規定する有料老人ホーム

## 第2章 | 地域における医療及び介護の総合的な確保

▶総合確保方針

**第3条** 厚生労働大臣は，地域において効率的かつ質の高い医療提供体制を構築するとともに地域包括ケアシステムを構築することを通じ，地域における医療及び介護を総合的に確保するための基本的な方針（以下「総合確保方針」という。）を定めなければならない。

2　総合確保方針においては，次に掲げる事項を定めるものとする。

一　地域における医療及び介護の総合的な確保の意義及び基本的な方向に関する

事項

　二　地域における医療及び介護の総合的な確保に関し，医療法（昭和23年法律第205号）第30条の3第1項に規定する基本方針及び介護保険法第116条第1項に規定する基本指針の基本となるべき事項

　三　次条第1項に規定する都道府県計画及び第5条第1項に規定する市町村計画の作成並びにこれらの整合性の確保に関する基本的な事項

　四　前二号に掲げるもののほか，地域における医療及び介護の総合的な確保に関し，次条第1項に規定する都道府県計画，医療法第30条の4第1項に規定する医療計画（以下「医療計画」という。）及び介護保険法第118条第1項に規定する都道府県介護保険事業支援計画（以下「都道府県介護保険事業支援計画」という。）の整合性の確保に関する事項

　五　公正性及び透明性の確保その他第6条の基金を充てて実施する同条に規定する都道府県事業に関する基本的な事項

　六　その他地域における医療及び介護の総合的な確保に関し必要な事項

　3　厚生労働大臣は，総合確保方針の案を作成し，又はこれを変更しようとするときは，あらかじめ，医療又は介護を受ける立場にある者，都道府県知事，市町村長（特別区の区長を含む。次条第4項及び第10条において同じ。），介護保険法第7条第7項に規定する医療保険者（次条第4項及び第5条第4項において「医療保険者」という。），医療機関，同法第115条の32第1項に規定する介護サービス事業者（次条第4項及び第5条第4項において「介護サービス事業者」という。），診療又は調剤に関する学識経験者の団体その他の関係団体，学識経験を有する者その他の関係者の意見を反映させるために必要な措置を講ずるものとする。

　4　厚生労働大臣は，総合確保方針を定め，又はこれを変更したときは，遅滞なく，これを公表しなければならない。

▶都道府県計画

**第4条**　都道府県は，総合確保方針に即して，かつ，地域の実情に応じて，当該都道府県の地域における医療及び介護の総合的な確保のための事業の実施に関する計画（以下「都道府県計画」という。）を作成することができる。

　2　都道府県計画においては，おおむね次に掲げる事項について定めるものとする。

　一　医療介護総合確保区域（地理的条件，人口，交通事情その他の社会的条件，医療機関の施設及び設備並びに公的介護施設等及び特定民間施設の整備の状況その他の条件からみて医療及び介護の総合的な確保の促進を図るべき区域をいう。以下同じ。）ごとの当該区域における医療及び介護の総合的な確保に関する目標及び計画期間

　二　前号の目標を達成するために必要な次に掲げる事業に関する事項

　　イ　医療法第30条の4第2項第七号に規定する地域医療構想の達成に向けた医療機関の施設又は設備の整備に関する事業

　　ロ　地域における医療及び介護の総合的な確保のための医療介護総合確保区域における居宅等（居宅その他厚生労働省令で定める場所をいう。次条第2項第二号イにおいて同じ。）における医療の提供に関する事業（同条第5項の規

定により提出された市町村計画に掲載された同号イに掲げる事業を含む。）

　　ハ　公的介護施設等の整備に関する事業（次条第5項の規定により提出された市町村計画に掲載された同条第2項第二号ロ及びハに掲げる事業を含む。）

　　ニ　医療従事者の確保に関する事業

　　ホ　介護従事者の確保に関する事業

　　ヘ　その他地域における医療及び介護の総合的な確保のために実施する必要があるものとして厚生労働省令で定める事業（次条第5項の規定により提出された市町村計画に掲載された同条第2項第二号ニに掲げる事業を含む。）

　三　その他地域における医療及び介護の総合的な確保のために必要な事項

　3　都道府県は，都道府県計画を作成するに当たっては，医療計画及び都道府県介護保険事業支援計画との整合性の確保を図らなければならない。

　4　都道府県は，都道府県計画を作成し，又はこれを変更しようとするときは，あらかじめ，市町村長，医療又は介護を受ける立場にある者，医療保険者，医療機関，介護サービス事業者，診療又は調剤に関する学識経験者の団体その他の関係団体，学識経験を有する者その他の関係者の意見を反映させるために必要な措置を講ずるよう努めるものとする。

　5　略

▶市町村計画

第5条　市町村（特別区を含む。以下同じ。）は，総合確保方針に即して，かつ，地域の実情に応じて，当該市町村の地域における医療及び介護の総合的な確保のための事業の実施に関する計画（以下「市町村計画」という。）を作成することができる。

　2　市町村計画においては，おおむね次に掲げる事項について定めるものとする。

　一　医療介護総合確保区域ごとの当該区域又は当該市町村の区域における医療及び介護の総合的な確保に関する目標及び計画期間

　二　前号の目標を達成するために必要な次に掲げる事業に関する事項

　　イ　地域における医療及び介護の総合的な確保のための医療介護総合確保区域又は当該市町村の区域における居宅等における医療の提供に関する事業

　　ロ　老人福祉法第5条の2第1項に規定する老人居宅生活支援事業が実施される施設であって医療介護総合確保区域又は当該市町村の区域において整備する必要があるものとして厚生労働省令で定めるものを整備する事業

　　ハ　次に掲げる老人福祉法第5条の3に規定する老人福祉施設であって医療介護総合確保区域又は当該市町村の区域において整備する必要があるものとして厚生労働省令で定めるものを整備する事業

　　（1）　老人福祉法第20条の5に規定する特別養護老人ホーム

　　（2）　老人福祉法第20条の6に規定する軽費老人ホーム（以下「軽費老人ホーム」という。）

　　ニ　その他地域における医療及び介護の総合的な確保のために実施する必要があるものとして厚生労働省令で定める事業

　三　その他地域における医療及び介護の総合的な確保のために必要な事項

　3　市町村は，市町村計画を作成するに当たっては，介護保険法第117条第1項

に規定する市町村介護保険事業計画との整合性の確保を図らなければならない。

4　市町村は，市町村計画を作成し，又はこれを変更しようとするときは，あらかじめ，都道府県知事，医療又は介護を受ける立場にある者，医療保険者，医療機関，介護サービス事業者，診療又は調剤に関する学識経験者の団体その他の関係団体，学識経験を有する者その他の関係者の意見を反映させるために必要な措置を講ずるよう努めるものとする。

5　略

第6条以下　略

## Column

### 看護職が直面する倫理的課題

　近年，医療の発展は目覚ましい成果をあげている。だが一方で現代の医療は，進歩の過程で倫理的な問題にしばしば直面し，それらが容易に解決されることはほとんどない。

　たとえば，臓器移植医療。日本では「臓器の移植に関する法律」（1997年制定，2010年改正法施行）に，臓器提供に関する様々な規定があるが，倫理面における課題が完全に解決したわけではない。本法では，「脳死」を「脳幹を含む全脳の機能が不可逆的に停止するに至ったと判定された」ものと定義し，臓器提供に関する限りにおいて，「死」と同義としている。脳死患者からは，本人の意思が確認できない場合も，"家族の同意"によって臓器の摘出が可能である。しかし現代の医療は，脳死状態の患者を生かし続けることができる。患者を目の前に家族が決断を求められる一方で，彼らを支える医療者もまた，葛藤を迫られる。いつか自身がこのような場面に遭遇したときに，どのような態度で，どのような支援を行うべきか，今から考えておく必要があるだろう。

　日本看護協会では，「"脳死移植"においては，看護職も脳死を人の死かどうか迷ったり，個々の価値観と実際に展開されている医療や自身の役割の間で葛藤を抱いたりすることもある」としたうえで，看護職の果たす役割について，次のように述べている。

　「看護職はドナー，レシピエントとなる者に対して中立の立場でサポートし，意思決定支援を行うことが必要である。また，看護職には，ドナーとレシピエント，またその家族の精神的，社会的な支援も求められるが，移植の判断から実施までは多くの職種が関わることになる。臓器移植については，家族との調整役を担う移植コーディネーター（ドナー移植コーディネーター，レシピエント移植コーディネーター）などと連携し，チームでドナー，レシピエントとその家族への支援を進めていくことが重要である。」

参考文献・資料
○公益社団法人日本臓器移植ネットワークホームページ：臓器提供の種類＜臓器提供について＞，https://www.jotnw.or.jp/explanation/02/02/（最終アクセス日：2020/10/27）
○日本心臓移植研究会ホームページ：日本の臓器移植の歴史，http://www.jsht.jp/transplant/（最終アクセス日：2020/10/27）
○公益社団法人日本看護協会ホームページ：臓器移植医療と倫理，https://www.nurse.or.jp/nursing/practice/rinri/text/basic/problem/zokiishoku.html（最終アクセス日：2020/10/23）

## 第3部
# 演 習 課 題

1 国際連合の『世界人権宣言』のなかで，看護職に就くうえで特に大事だと思う
条文を3つ挙げ，その理由をまとめてみよう。

| 大事だと思う条文 | その理由 |
| --- | --- |
| | |
| | |
| | |

2 『医療法』に記された「医療提供の理念」について，条文をもとに，簡潔にま
とめてみよう。

3 『医療法』に記された「医療従事者の責務」について，条文をもとに，簡潔に
まとめてみよう。

# 第4部

# 看護に関する法律

## I 看護の基本となる法律

### 1 保健師助産師看護師法［抄］（昭和23年法律第203号）

#### 第1章 | 総則

▶目的

**第1条** この法律は，保健師，助産師及び看護師の資質を向上し，もつて医療及び公衆衛生の普及向上を図ることを目的とする。

▶保健師の定義

**第2条** この法律において「保健師」とは，厚生労働大臣の免許を受けて，保健師の名称を用いて，保健指導に従事することを業とする者をいう。

▶助産師の定義

**第3条** この法律において「助産師」とは，厚生労働大臣の免許を受けて，助産又は妊婦，じよく婦若しくは新生児の保健指導を行うことを業とする女子をいう。

**第4条** 削除

▶看護師の定義

**第5条** この法律において「看護師」とは，厚生労働大臣の免許を受けて，傷病者若しくはじよく婦に対する療養上の世話又は診療の補助を行うことを業とする者をいう。

▶准看護師の定義

**第6条** この法律において「准看護師」とは，都道府県知事の免許を受けて，医師，歯科医師又は看護師の指示を受けて，前条に規定することを行うことを業とする者をいう。

#### 第2章 | 免許

▶保健師・助産師・看護師の免許

**第7条** 保健師になろうとする者は，保健師国家試験及び看護師国家試験に合格し，厚生労働大臣の免許を受けなければならない。

  2 助産師になろうとする者は，助産師国家試験及び看護師国家試験に合格し，厚

生労働大臣の免許を受けなければならない。

　3　看護師になろうとする者は，看護師国家試験に合格し，厚生労働大臣の免許を受けなければならない。

### ▶准看護師の免許
第8条　准看護師になろうとする者は，准看護師試験に合格し，都道府県知事の免許を受けなければならない。

### ▶免許の欠格事由
第9条　次の各号のいずれかに該当する者には，前2条の規定による免許（以下「免許」という。）を与えないことがある。

　　一　罰金以上の刑に処せられた者

　　二　前号に該当する者を除くほか，保健師，助産師，看護師又は准看護師の業務に関し犯罪又は不正の行為があつた者

　　三　心身の障害により保健師，助産師，看護師又は准看護師の業務を適正に行うことができない者として厚生労働省令で定めるもの

　　四　麻薬，大麻又はあへんの中毒者

### ▶保健師籍・助産師籍・看護師籍
第10条　厚生労働省に保健師籍，助産師籍及び看護師籍を備え，登録年月日，第14条第1項の規定による処分に関する事項その他の保健師免許，助産師免許及び看護師免許に関する事項を登録する。

### ▶准看護師籍
第11条　都道府県に准看護師籍を備え，登録年月日，第14条第2項の規定による処分に関する事項その他の准看護師免許に関する事項を登録する。

### ▶免許の付与・免許証の交付
第12条　保健師免許は，保健師国家試験及び看護師国家試験に合格した者の申請により，保健師籍に登録することによつて行う。

　2　助産師免許は，助産師国家試験及び看護師国家試験に合格した者の申請により，助産師籍に登録することによつて行う。

　3　看護師免許は，看護師国家試験に合格した者の申請により，看護師籍に登録することによつて行う。

　4　准看護師免許は，准看護師試験に合格した者の申請により，准看護師籍に登録することによつて行う。

　5　厚生労働大臣又は都道府県知事は，免許を与えたときは，それぞれ保健師免許証，助産師免許証若しくは看護師免許証又は准看護師免許証を交付する。

### ▶免許の申請に関する意見の聴取
第13条　厚生労働大臣は，保健師免許，助産師免許又は看護師免許を申請した者について，第9条第三号に掲げる者に該当すると認め，同条の規定により当該申請に係る免許を与えないこととするときは，あらかじめ，当該申請者にその旨を通知し，その求めがあつたときは，厚生労働大臣の指定する職員にその意見を聴取させなければならない。

　2　都道府県知事は，准看護師免許を申請した者について，第9条第三号に掲げ

る者に該当すると認め,同条の規定により准看護師免許を与えないこととするときは,あらかじめ,当該申請者にその旨を通知し,その求めがあつたときは,当該都道府県知事の指定する職員にその意見を聴取させなければならない。

▶**免許の取消し等の処分,再免許の付与**

**第14条** 保健師,助産師若しくは看護師が第9条各号のいずれかに該当するに至つたとき,又は保健師,助産師若しくは看護師としての品位を損するような行為のあつたときは,厚生労働大臣は,次に掲げる処分をすることができる。

　　一　戒告
　　二　3年以内の業務の停止
　　三　免許の取消し

　2　准看護師が第9条各号のいずれかに該当するに至つたとき,又は准看護師としての品位を損するような行為のあつたときは,都道府県知事は,次に掲げる処分をすることができる。

　　一　戒告
　　二　3年以内の業務の停止
　　三　免許の取消し

　3　前2項の規定による取消処分を受けた者(第9条第一号若しくは第二号に該当し,又は保健師,助産師,看護師若しくは准看護師としての品位を損するような行為のあつた者として前2項の規定による取消処分を受けた者にあつては,その処分の日から起算して5年を経過しない者を除く。)であつても,その者がその取消しの理由となつた事項に該当しなくなつたとき,その他その後の事情により再び免許を与えるのが適当であると認められるに至つたときは,再免許を与えることができる。この場合においては,第12条の規定を準用する。

▶**免許の取消し等の手続**

**第15条** 厚生労働大臣は,前条第1項又は第3項に規定する処分をしようとするときは,あらかじめ医道審議会の意見を聴かなければならない。

　2　都道府県知事は,前条第2項又は第3項に規定する処分をしようとするときは,あらかじめ准看護師試験委員の意見を聴かなければならない。

　3　厚生労働大臣は,前条第1項の規定による免許の取消処分をしようとするときは,都道府県知事に対し,当該処分に係る者に対する意見の聴取を行うことを求め,当該意見の聴取をもつて,厚生労働大臣による聴聞に代えることができる。

　4　行政手続法(平成5年法律第88号)第3章第2節(第25条,第26条及び第28条を除く。)の規定は,都道府県知事が前項の規定により意見の聴取を行う場合について準用する。この場合において,同節中「聴聞」とあるのは「意見の聴取」と,同法第15条第1項中「行政庁」とあるのは「都道府県知事」と,同条第3項(同法第22条第3項において準用する場合を含む。)中「行政庁は」とあるのは「都道府県知事は」と,「当該行政庁が」とあるのは「当該都道府県知事が」と,「当該行政庁の」とあるのは「当該都道府県の」と,同法第16条第4項並びに第18条第1項及び第3項中「行政庁」とあるのは「都道府県知事」と,同法第19条第1項中「行政庁が指名する職員その他政令で定める者」とあるのは「都道府県知事が指名する職員」

と，同法第 20 条第 1 項，第 2 項及び第 4 項中「行政庁」とあるのは「都道府県」と，同条第 6 項及び同法第 24 条第 3 項中「行政庁」とあるのは「都道府県知事」と読み替えるものとする。

5　厚生労働大臣は，都道府県知事から当該処分の原因となる事実を証する書類その他意見の聴取を行う上で必要となる書類を求められた場合には，速やかにそれらを当該都道府県知事あて送付しなければならない。

6　都道府県知事は，第 3 項の規定により意見の聴取を行う場合において，第 4 項において読み替えて準用する行政手続法第 24 条第 3 項の規定により同条第 1 項の調書及び同条第 3 項の報告書の提出を受けたときは，これらを保存するとともに，当該調書及び報告書の写しを厚生労働大臣に提出しなければならない。この場合において，当該処分の決定についての意見があるときは，当該写しのほか当該意見を記載した意見書を提出しなければならない。

7　厚生労働大臣は，意見の聴取の終結後に生じた事情に鑑み必要があると認めるときは，都道府県知事に対し，前項前段の規定により提出された調書及び報告書の写し並びに同項後段の規定により提出された意見書を返戻して主宰者に意見の聴取の再開を命ずるよう求めることができる。行政手続法第 22 条第 2 項本文及び第 3 項の規定は，この場合について準用する。

8　厚生労働大臣は，当該処分の決定をするときは，第 6 項の規定により提出された意見書並びに調書及び報告書の写しの内容を十分参酌してこれをしなければならない。

9　厚生労働大臣は，前条第 1 項の規定による業務の停止の命令をしようとするときは，都道府県知事に対し，当該処分に係る者に対する弁明の聴取を行うことを求め，当該弁明の聴取をもって，厚生労働大臣による弁明の機会の付与に代えることができる。

10　前項の規定により弁明の聴取を行う場合において，都道府県知事は，弁明の聴取を行うべき日時までに相当な期間をおいて，当該処分に係る者に対し，次に掲げる事項を書面により通知しなければならない。
　一　前条第 1 項の規定を根拠として当該処分をしようとする旨及びその内容
　二　当該処分の原因となる事実
　三　弁明の聴取の日時及び場所

11　厚生労働大臣は，第 9 項に規定する場合のほか，厚生労働大臣による弁明の機会の付与に代えて，医道審議会の委員に，当該処分に係る者に対する弁明の聴取を行わせることができる。この場合においては，前項中「前項」とあるのは「次項」と，「都道府県知事」とあるのは「厚生労働大臣」と読み替えて，同項の規定を適用する。

12　第 10 項（前項後段の規定により読み替えて適用する場合を含む。）の通知を受けた者は，代理人を出頭させ，かつ，証拠書類又は証拠物を提出することができる。

13　都道府県知事又は医道審議会の委員は，第 9 項又は第 11 項前段の規定により弁明の聴取を行つたときは，聴取書を作り，これを保存するとともに，報告書を作成し，厚生労働大臣に提出しなければならない。この場合において，当該処分の決定についての意見があるときは，当該意見を報告書に記載しなければならない。

14　厚生労働大臣は，第3項又は第9項の規定により都道府県知事が意見の聴取又は弁明の聴取を行う場合においては，都道府県知事に対し，あらかじめ，次に掲げる事項を通知しなければならない。
　　一　当該処分に係る者の氏名及び住所
　　二　当該処分の内容及び根拠となる条項
　　三　当該処分の原因となる事実
15　第3項の規定により意見の聴取を行う場合における第4項において読み替えて準用する行政手続法第15条第1項の通知又は第9項の規定により弁明の聴取を行う場合における第10項の通知は，それぞれ，前項の規定により通知された内容に基づいたものでなければならない。
16　都道府県知事は，前条第2項の規定による業務の停止の命令をしようとするときは，都道府県知事による弁明の機会の付与に代えて，准看護師試験委員に，当該処分に係る者に対する弁明の聴取を行わせることができる。
17　第10項，第12項及び第13項の規定は，准看護師試験委員が前項の規定により弁明の聴取を行う場合について準用する。この場合において，第10項中「前項」とあるのは「第16項」と，「前条第1項」とあるのは「前条第2項」と，第12項中「第10項（前項後段の規定により読み替えて適用する場合を含む。）」とあるのは「第17項において準用する第10項」と，第13項中「都道府県知事又は医道審議会の委員」とあるのは「准看護師試験委員」と，「第9項又は第11項前段」とあるのは「第16項」と，「厚生労働大臣」とあるのは「都道府県知事」と読み替えるものとする。
18　第3項若しくは第9項の規定により都道府県知事が意見の聴取若しくは弁明の聴取を行う場合，第11項前段の規定により医道審議会の委員が弁明の聴取を行う場合又は第16項の規定により准看護師試験委員が弁明の聴取を行う場合における当該処分については，行政手続法第3章（第12条及び第14条を除く。）の規定は，適用しない。

▶保健師等再教育研修
第15条の2　厚生労働大臣は，第14条第1項第一号若しくは第二号に掲げる処分を受けた保健師，助産師若しくは看護師又は同条第3項の規定により保健師，助産師若しくは看護師に係る再免許を受けようとする者に対し，保健師，助産師若しくは看護師としての倫理の保持又は保健師，助産師若しくは看護師として必要な知識及び技能に関する研修として厚生労働省令で定めるもの（以下「保健師等再教育研修」という。）を受けるよう命ずることができる。
　2　都道府県知事は，第14条第2項第一号若しくは第二号に掲げる処分を受けた准看護師又は同条第3項の規定により准看護師に係る再免許を受けようとする者に対し，准看護師としての倫理の保持又は准看護師として必要な知識及び技能に関する研修として厚生労働省令で定めるもの（以下「准看護師再教育研修」という。）を受けるよう命ずることができる。
　3　厚生労働大臣は，第1項の規定による保健師等再教育研修を修了した者について，その申請により，保健師等再教育研修を修了した旨を保健師籍，助産師籍又は看護師籍に登録する。

4　都道府県知事は，第2項の規定による准看護師再教育研修を修了した者について，その申請により，准看護師再教育研修を修了した旨を准看護師籍に登録する。

　　5　厚生労働大臣又は都道府県知事は，前2項の登録をしたときは，再教育研修修了登録証を交付する。

　　6　第3項の登録を受けようとする者及び保健師，助産師又は看護師に係る再教育研修修了登録証の書換交付又は再交付を受けようとする者は，実費を勘案して政令で定める額の手数料を納めなければならない。

　　7　前条第9項から第15項まで（第11項を除く。）及び第18項の規定は，第1項の規定による命令をしようとする場合について準用する。この場合において，必要な技術的読替えは，政令で定める。

▶政令等への委任

**第16条**　この章に規定するもののほか，免許の申請，保健師籍，助産師籍，看護師籍及び准看護師籍の登録，訂正及び抹消，免許証の交付，書換交付，再交付，返納及び提出並びに住所の届出に関して必要な事項は政令で，前条第1項の保健師等再教育研修及び同条第2項の准看護師再教育研修の実施，同条第3項の保健師籍，助産師籍及び看護師籍の登録並びに同条第4項の准看護師籍の登録並びに同条第5項の再教育研修修了登録証の交付，書換交付及び再交付に関して必要な事項は厚生労働省令で定める。

### 第3章 ｜ 試験

▶試験の内容

**第17条**　保健師国家試験，助産師国家試験，看護師国家試験又は准看護師試験は，それぞれ保健師，助産師，看護師又は准看護師として必要な知識及び技能について，これを行う。

▶試験の実施

**第18条**　保健師国家試験，助産師国家試験及び看護師国家試験は，厚生労働大臣が，准看護師試験は，都道府県知事が，厚生労働大臣の定める基準に従い，毎年少なくとも1回これを行う。

▶保健師国家試験の受験資格

**第19条**　保健師国家試験は，次の各号のいずれかに該当する者でなければ，これを受けることができない。

　　一　文部科学省令・厚生労働省令で定める基準に適合するものとして，文部科学大臣の指定した学校において1年以上保健師になるのに必要な学科を修めた者

　　二　文部科学省令・厚生労働省令で定める基準に適合するものとして，都道府県知事の指定した保健師養成所を卒業した者

　　三　外国の第2条に規定する業務に関する学校若しくは養成所を卒業し，又は外国において保健師免許に相当する免許を受けた者で，厚生労働大臣が前二号に掲げる者と同等以上の知識及び技能を有すると認めたもの

▶助産師国家試験の受験資格

**第20条**　助産師国家試験は，次の各号のいずれかに該当する者でなければ，これを

受けることができない。

　　一　文部科学省令・厚生労働省令で定める基準に適合するものとして，文部科学大臣の指定した学校において 1 年以上助産に関する学科を修めた者

　　二　文部科学省令・厚生労働省令で定める基準に適合するものとして，都道府県知事の指定した助産師養成所を卒業した者

　　三　外国の第 3 条に規定する業務に関する学校若しくは養成所を卒業し，又は外国において助産師免許に相当する免許を受けた者で，厚生労働大臣が前二号に掲げる者と同等以上の知識及び技能を有すると認めたもの

## ▶看護師国家試験の受験資格

第21条　看護師国家試験は，次の各号のいずれかに該当する者でなければ，これを受けることができない。

　　一　文部科学省令・厚生労働省令で定める基準に適合するものとして，文部科学大臣の指定した学校教育法（昭和 22 年法律第 26 号）に基づく大学（短期大学を除く。第四号において同じ。）において看護師になるのに必要な学科を修めて卒業した者

　　二　文部科学省令・厚生労働省令で定める基準に適合するものとして，文部科学大臣の指定した学校において 3 年以上看護師になるのに必要な学科を修めた者

　　三　文部科学省令・厚生労働省令で定める基準に適合するものとして，都道府県知事の指定した看護師養成所を卒業した者

　　四　免許を得た後 3 年以上業務に従事している准看護師又は学校教育法に基づく高等学校若しくは中等教育学校を卒業している准看護師で前三号に規定する大学，学校又は養成所において 2 年以上修業したもの

　　五　外国の第 5 条に規定する業務に関する学校若しくは養成所を卒業し，又は外国において看護師免許に相当する免許を受けた者で，厚生労働大臣が第一号から第三号までに掲げる者と同等以上の知識及び技能を有すると認めたもの

## ▶准看護師試験の受験資格

第22条　准看護師試験は，次の各号のいずれかに該当する者でなければ，これを受けることができない。

　　一　文部科学省令・厚生労働省令で定める基準に適合するものとして，文部科学大臣の指定した学校において 2 年の看護に関する学科を修めた者

　　二　文部科学省令・厚生労働省令で定める基準に従い，都道府県知事の指定した准看護師養成所を卒業した者

　　三　前条第一号から第三号まで又は第五号に該当する者

　　四　外国の第 5 条に規定する業務に関する学校若しくは養成所を卒業し，又は外国において看護師免許に相当する免許を受けた者のうち，前条第五号に該当しない者で，厚生労働大臣の定める基準に従い，都道府県知事が適当と認めたもの

## ▶医道審議会への意見聴取

第23条　厚生労働大臣は，保健師国家試験，助産師国家試験若しくは看護師国家試験の科目若しくは実施若しくは合格者の決定の方法又は第 18 条に規定する基準を定めようとするときは，あらかじめ，医道審議会の意見を聴かなければならない。

　　2　文部科学大臣又は厚生労働大臣は，第 19 条第一号若しくは第二号，第 20 条

第一号若しくは第二号，第21条第一号から第三号まで又は前条第一号若しくは第二号に規定する基準を定めようとするときは，あらかじめ，医道審議会の意見を聴かなければならない。

▶保健師・助産師・看護師国家試験の試験委員

第24条　保健師国家試験，助産師国家試験及び看護師国家試験の実施に関する事務をつかさどらせるため，厚生労働省に保健師助産師看護師試験委員を置く。

　2　保健師助産師看護師試験委員に関し必要な事項は，政令で定める。

▶准看護師試験委員

第25条　准看護師試験の実施に関する事務（以下「試験事務」という。）をつかさどらせるために，都道府県に准看護師試験委員を置く。

　2　准看護師試験委員に関し必要な事項は，都道府県の条例で定める。

▶試験委員，事務担当者の不正行為の禁止

第26条　保健師助産師看護師試験委員，准看護師試験委員その他保健師国家試験，助産師国家試験，看護師国家試験又は准看護師試験の実施に関する事務をつかさどる者（指定試験機関（次条第1項に規定する指定試験機関をいう。）の役員又は職員（第27条の5第1項に規定する指定試験機関准看護師試験委員を含む。第27条の6において同じ。）を含む。）は，その事務の施行に当たつては厳正を保持し，不正の行為のないようにしなければならない。

第27条の1〜15　略

▶政令及び厚生労働省令への委任

第28条　この章に規定するもののほか，第19条から第22条までの規定による学校の指定又は養成所に関して必要な事項は政令で，保健師国家試験，助産師国家試験，看護師国家試験又は准看護師試験の試験科目，受験手続，指定試験機関その他試験に関して必要な事項は厚生労働省令で定める。

▶臨床研修等による資質の向上

第28条の2　保健師，助産師，看護師及び准看護師は，免許を受けた後も，臨床研修その他の研修（保健師等再教育研修及び准看護師再教育研修を除く。）を受け，その資質の向上を図るように努めなければならない。

| 第4章 | 業務 |

▶保健師でない者の業務の制限

第29条　保健師でない者は，保健師又はこれに類似する名称を用いて，第2条に規定する業をしてはならない。

▶助産師でない者の業務の制限

第30条　助産師でない者は，第3条に規定する業をしてはならない。ただし，医師法（昭和23年法律第201号）の規定に基づいて行う場合は，この限りでない。

▶看護師でない者の業務の制限

第31条　看護師でない者は，第5条に規定する業をしてはならない。ただし，医師法又は歯科医師法（昭和23年法律第202号）の規定に基づいて行う場合は，この限りでない。

2　保健師及び助産師は，前項の規定にかかわらず，第5条に規定する業を行う
ことができる。

### ▶准看護師でない者の業務の制限
第32条　准看護師でない者は，第6条に規定する業をしてはならない。ただし，医
師法又は歯科医師法の規定に基づいて行う場合は，この限りでない。

### ▶業務従事者の届出
第33条　業務に従事する保健師，助産師，看護師又は准看護師は，厚生労働省令で
定める2年ごとの年の12月31日現在における氏名，住所その他厚生労働省令で定
める事項を，当該年の翌年1月15日までに，その就業地の都道府県知事に届け出な
ければならない。

第34条　削除

### ▶保健師に対する主治医の指示
第35条　保健師は，傷病者の療養上の指導を行うに当たつて主治の医師又は歯科医
師があるときは，その指示を受けなければならない。

### ▶保健師に対する保健所長の指示
第36条　保健師は，その業務に関して就業地を管轄する保健所の長の指示を受けた
ときは，これに従わなければならない。ただし，前条の規定の適用を妨げない。

### ▶特定行為の制限
第37条　保健師，助産師，看護師又は准看護師は，主治の医師又は歯科医師の指示
があつた場合を除くほか，診療機械を使用し，医薬品を授与し，医薬品について指示
をしその他医師又は歯科医師が行うのでなければ衛生上危害を生ずるおそれのある行
為をしてはならない。ただし，臨時応急の手当をし，又は助産師がへその緒を切り，
浣腸を施しその他助産師の業務に当然に付随する行為をする場合は，この限りでない。

### ▶看護師の特定行為研修
第37条の2　特定行為を手順書により行う看護師は，指定研修機関において，当該
特定行為の特定行為区分に係る特定行為研修を受けなければならない。
　2　この条，次条及び第42条の4において，次の各号に掲げる用語の意義は，当
該各号に定めるところによる。
　　一　特定行為　診療の補助であつて，看護師が手順書により行う場合には，実践
的な理解力，思考力及び判断力並びに高度かつ専門的な知識及び技能が特に必要と
されるものとして厚生労働省令で定めるものをいう。
　　二　手順書　医師又は歯科医師が看護師に診療の補助を行わせるためにその指示
として厚生労働省令で定めるところにより作成する文書又は電磁的記録（電子的方
式，磁気的方式その他人の知覚によつては認識することができない方式で作られる
記録であつて，電子計算機による情報処理の用に供されるものをいう。）であつて，
看護師に診療の補助を行わせる患者の病状の範囲及び診療の補助の内容その他の厚
生労働省令で定める事項が定められているものをいう。
　　三　特定行為区分　特定行為の区分であつて，厚生労働省令で定めるものをいう。
　　四　特定行為研修　看護師が手順書により特定行為を行う場合に特に必要とされ
る実践的な理解力，思考力及び判断力並びに高度かつ専門的な知識及び技能の向上

を図るための研修であつて，特定行為区分ごとに厚生労働省令で定める基準に適合するものをいう。

　　　五　指定研修機関　1又は2以上の特定行為区分に係る特定行為研修を行う学校，病院その他の者であつて，厚生労働大臣が指定するものをいう。

　3　厚生労働大臣は，前項第一号及び第四号の厚生労働省令を定め，又はこれを変更しようとするときは，あらかじめ，医道審議会の意見を聴かなければならない。

第37条の3　前条第2項第五号の規定による指定（以下この条及び次条において単に「指定」という。）は，特定行為研修を行おうとする者の申請により行う。

　2　厚生労働大臣は，前項の申請が，特定行為研修の業務を適正かつ確実に実施するために必要なものとして厚生労働省令で定める基準に適合していると認めるときでなければ，指定をしてはならない。

　3　厚生労働大臣は，指定研修機関が前項の厚生労働省令で定める基準に適合しなくなつたと認めるとき，その他の厚生労働省令で定める場合に該当するときは，指定を取り消すことができる。

　4　厚生労働大臣は，指定又は前項の規定による指定の取消しをしようとするときは，あらかじめ，医道審議会の意見を聴かなければならない。

第37条の4　前2条に規定するもののほか，指定に関して必要な事項は，厚生労働省令で定める。

▶異常のある妊婦等の処置禁止

第38条　助産師は，妊婦，産婦，じよく婦，胎児又は新生児に異常があると認めたときは，医師の診療を求めさせることを要し，自らこれらの者に対して処置をしてはならない。ただし，臨時応急の手当については，この限りでない。

▶応召義務及び証明書等の交付義務

第39条　業務に従事する助産師は，助産又は妊婦，じよく婦若しくは新生児の保健指導の求めがあつた場合は，正当な事由がなければ，これを拒んではならない。

　2　分べんの介助又は死胎の検案をした助産師は，出生証明書，死産証書又は死胎検案書の交付の求めがあつた場合は，正当な事由がなければ，これを拒んではならない。

▶証明書等の交付に関する制限

第40条　助産師は，自ら分べんの介助又は死胎の検案をしないで，出生証明書，死産証書又は死胎検案書を交付してはならない。

▶異常死産児の届出義務

第41条　助産師は，妊娠4月以上の死産児を検案して異常があると認めたときは，24時間以内に所轄警察署にその旨を届け出なければならない。

▶助産録の記載及び保存の義務

第42条　助産師が分べんの介助をしたときは，助産に関する事項を遅滞なく助産録に記載しなければならない。

　2　前項の助産録であつて病院，診療所又は助産所に勤務する助産師が行つた助産に関するものは，その病院，診療所又は助産所の管理者において，その他の助産に関するものは，その助産師において，5年間これを保存しなければならない。

3　第1項の規定による助産録の記載事項に関しては，厚生労働省令でこれを定める。

▶秘密保持の義務

第42条の2　保健師，看護師又は准看護師は，正当な理由がなく，その業務上知り得た人の秘密を漏らしてはならない。保健師，看護師又は准看護師でなくなつた後においても，同様とする。

▶名称の使用制限

第42条の3　保健師でない者は，保健師又はこれに紛らわしい名称を使用してはならない。

2　助産師でない者は，助産師又はこれに紛らわしい名称を使用してはならない。

3　看護師でない者は，看護師又はこれに紛らわしい名称を使用してはならない。

4　准看護師でない者は，准看護師又はこれに紛らわしい名称を使用してはならない。

---

## 第4章の2 ｜ 雑則

▶指定研修機関への立ち入り

第42条の4　厚生労働大臣は，特定行為研修の業務の適正な実施を確保するため必要があると認めるときは，指定研修機関に対し，その業務の状況に関し報告させ，又は当該職員に，指定研修機関に立ち入り，帳簿書類その他の物件を検査させることができる。

2　前項の規定により立入検査をする職員は，その身分を示す証明書を携帯し，かつ，関係人にこれを提示しなければならない。

3　第1項の規定による権限は，犯罪捜査のために認められたものと解釈してはならない。

第42条の5,6　略

---

## 第5章 ｜ 罰則

第43条　次の各号のいずれかに該当する者は，2年以下の懲役若しくは50万円以下の罰金に処し，又はこれを併科する。

　　一　第29条から第32条までの規定に違反した者

　　二　虚偽又は不正の事実に基づいて免許を受けた者

2　前項第一号の罪を犯した者が，助産師，看護師，准看護師又はこれに類似した名称を用いたものであるときは，2年以下の懲役若しくは100万円以下の罰金に処し，又はこれを併科する。

第44条　次の各号のいずれかに該当する者は，1年以下の懲役又は50万円以下の罰金に処する。

　　一　第26条の規定に違反して故意若しくは重大な過失により事前に試験問題を漏らし，又は故意に不正の採点をした者

　　二　第27条の6第1項の規定に違反して，試験事務に関して知り得た秘密を漏らした者

第44条の2　第27条の11第2項の規定による試験事務の停止の命令に違反したときは，その違反行為をした指定試験機関の役員又は職員は，1年以下の懲役又は50万円以下の罰金に処する。

第44条の3　次の各号のいずれかに該当する者は，6月以下の懲役若しくは50万円以下の罰金に処し，又はこれを併科する。

　　一　第14条第1項又は第2項の規定により業務の停止を命ぜられた者で，当該停止を命ぜられた期間中に，業務を行つたもの

　　二　第35条から第37条まで及び第38条の規定に違反した者

第44条の4　第42条の2の規定に違反して，業務上知り得た人の秘密を漏らした者は，6月以下の懲役又は10万円以下の罰金に処する。

　　2　前項の罪は，告訴がなければ公訴を提起することができない。

第45条　次の各号のいずれかに該当する者は，50万円以下の罰金に処する。

　　一　第15条の2第1項又は第2項の規定による命令に違反して保健師等再教育研修又は准看護師再教育研修を受けなかつた者

　　二　第33条又は第40条から第42条までの規定に違反した者

第45条の2　次の各号のいずれかに該当する者は，30万円以下の罰金に処する。

　　一　第42条の3の規定に違反した者

　　二　第42条の4第1項の規定による報告をせず，若しくは虚偽の報告をし，又は同項の規定による検査を拒み，妨げ，若しくは忌避した者

第45条の3　次の各号のいずれかに該当するときは，その違反行為をした指定試験機関の役員又は職員は，30万円以下の罰金に処する。

　　一　第27条の7の規定に違反して帳簿を備えず，帳簿に記載せず，若しくは帳簿に虚偽の記載をし，又は帳簿を保存しなかつたとき。

　　二　第27条の9第1項の規定による報告をせず，若しくは虚偽の報告をし，同項の規定による質問に対して答弁をせず，若しくは虚偽の答弁をし，又は同項の規定による立入り若しくは検査を拒み，妨げ，若しくは忌避したとき。

　　三　第27条の10の許可を受けないで試験事務の全部又は一部を休止し，又は廃止したとき。

第46条　以下略

## 2　看護師等の人材確保の促進に関する法律［抄］（平成4年法律第86号）

### 第1章　総則

▶目的

第1条　この法律は，我が国における急速な高齢化の進展及び保健医療を取り巻く環境の変化等に伴い，看護師等の確保の重要性が著しく増大していることにかんがみ，看護師等の確保を促進するための措置に関する基本指針を定めるとともに，看護師等の養成，処遇の改善，資質の向上，就業の促進等を，看護に対する国民の関心と理解を深めることに配慮しつつ図るための措置を講ずることにより，病院等，看護を受け

る者の居宅等看護が提供される場所に，高度な専門知識と技能を有する看護師等を確保し，もって国民の保健医療の向上に資することを目的とする。

▶定義

第2条　この法律において「看護師等」とは，保健師，助産師，看護師及び准看護師をいう。

　2　この法律において「病院等」とは，病院（医療法［昭和23年法律第205号］第1条の5第1項に規定する病院をいう。以下同じ。），診療所（同条第2項に規定する診療所をいう。次項において同じ。），助産所（同法第2条第1項に規定する助産所をいう。次項において同じ。），介護老人保健施設（介護保険法［平成9年法律第123号］第8条第28項に規定する介護老人保健施設をいう。次項において同じ。），介護医療院（同条第29項に規定する介護医療院をいう。次項において同じ。）及び指定訪問看護事業(次に掲げる事業をいう。次項において同じ。)を行う事業所をいう。

　　一　介護保険法第41条第1項本文の指定に係る同法第8条第1項に規定する居宅サービス事業（同条第4項に規定する訪問看護を行う事業に限る。）

　　二　介護保険法第42条の2第1項本文の指定に係る同法第8条第14項に規定する地域密着型サービス事業（次に掲げる事業を行うものに限る。）

　　　　イ　介護保険法第8条第15項（第一号に係る部分に限る。）に規定する定期巡回・随時対応型訪問介護看護

　　　　ロ　介護保険法第8条第23項に規定する複合型サービス（同条第4項に規定する訪問看護又は同条第15項（第一号に係る部分に限る。）に規定する定期巡回・随時対応型訪問介護看護を組み合わせることにより提供されるものに限る。）

　　三　介護保険法第53条第1項本文の指定に係る同法第8条の2第1項に規定する介護予防サービス事業（同条第3項に規定する介護予防訪問看護を行う事業に限る。）

　3　この法律において「病院等の開設者等」とは，病院，診療所，助産所及び介護老人保健施設及び介護医療院の開設者並びに指定訪問看護事業を行う者をいう。

---

### 第2章 | 看護師等の人材確保の促進

▶基本指針

第3条　厚生労働大臣及び文部科学大臣（文部科学大臣にあっては，次項第二号に掲げる事項に限る。）は，看護師等の確保を促進するための措置に関する基本的な指針（以下「基本指針」という。）を定めなければならない。

　2　基本指針に定める事項は，次のとおりとする。

　　一　看護師等の就業の動向に関する事項

　　二　看護師等の養成に関する事項

　　三　病院等に勤務する看護師等の処遇の改善（国家公務員及び地方公務員である看護師等に係るものを除く。次条第1項及び第5条第1項において同じ。）に関する事項

　　四　研修等による看護師等の資質の向上に関する事項

五　看護師等の就業の促進に関する事項

　　六　その他看護師等の確保の促進に関する重要事項

　3　基本指針は，看護が国民の保健医療に関し重要な役割を果たしていることにかんがみ，病院等，看護を受ける者の居宅等看護が提供される場所に，高度な専門知識と技能を有する看護師等を確保し，あわせて当該看護師等が適切な処遇の下で，自信と誇りを持って心の通う看護を提供することができるように，看護業務の専門性に配慮した適切な看護業務の在り方を考慮しつつ，高度化し，かつ，多様化する国民の保健医療サービスへの需要に対応した均衡ある看護師等の確保対策を適切に講ずることを基本理念として定めるものとする。

　4　厚生労働大臣及び文部科学大臣は，基本指針を定め，又はこれを変更しようとするときは，あらかじめ，厚生労働大臣及び文部科学大臣にあっては第2項各号に掲げる事項につき医道審議会の意見を，厚生労働大臣にあっては同項第三号に掲げる事項のうち病院等に勤務する看護師等の雇用管理に関する事項並びに同項第五号及び第六号に掲げる事項につき労働政策審議会の意見をそれぞれ聴き，及び都道府県の意見を求めるほか，総務大臣に協議しなければならない。

　5　厚生労働大臣及び文部科学大臣は，基本指針を定め，又はこれを変更したときは，遅滞なく，これを公表しなければならない。

### ▶国及び地方公共団体の責務

**第4条**　国は，看護師等の養成，研修等による資質の向上及び就業の促進並びに病院等に勤務する看護師等の処遇の改善その他看護師等の確保の促進のために必要な財政上及び金融上の措置その他の措置を講ずるよう努めなければならない。

　2　国は，看護師等の処遇の改善に努める病院等の健全な経営が確保されるよう必要な配慮をしなければならない。

　3　国は，広報活動，啓発活動等を通じて，看護の重要性に対する国民の関心と理解を深め，看護業務に対する社会的評価の向上を図るとともに，看護に親しむ活動（傷病者等に対しその日常生活において必要な援助を行うこと等を通じて，看護に親しむ活動をいう。以下同じ。）への国民の参加を促進することに努めなければならない。

　4　地方公共団体は，看護に対する住民の関心と理解を深めるとともに，看護師等の確保を促進するために必要な措置を講ずるよう努めなければならない。

### ▶病院等の開設者等の責務

**第5条**　病院等の開設者等は，病院等に勤務する看護師等が適切な処遇の下で，その専門知識と技能を向上させ，かつ，これを看護業務に十分に発揮できるよう，病院等に勤務する看護師等の処遇の改善，新たに業務に従事する看護師等に対する臨床研修その他の研修の実施，看護師等が自ら研修を受ける機会を確保できるようにするために必要な配慮その他の措置を講ずるよう努めなければならない。

　2　病院等の開設者等は，看護に親しむ活動への国民の参加を促進するために必要な協力を行うよう努めなければならない。

### ▶看護師等の責務

**第6条**　看護師等は，保健医療の重要な担い手としての自覚の下に，高度化し，かつ，多様化する国民の保健医療サービスへの需要に対応し，研修を受ける等自ら進んでそ

の能力の開発及び向上を図るとともに，自信と誇りを持ってこれを看護業務に発揮するよう努めなければならない。

▶国民の責務

第7条　国民は，看護の重要性に対する関心と理解を深め，看護に従事する者への感謝の念を持つよう心がけるとともに，看護に親しむ活動に参加するよう努めなければならない。

第8条～第10条　略

▶看護師等就業協力員

第11条　都道府県は，社会的信望があり，かつ，看護師等の業務について識見を有する者のうちから，看護師等就業協力員を委嘱することができる。

　2　看護師等就業協力員は，都道府県の看護師等の就業の促進その他看護師等の確保に関する施策及び看護に対する住民の関心と理解の増進に関する施策への協力その他の活動を行う。

▶看護師等確保推進者の設置等

第12条　次の各号のいずれかに該当する病院の開設者は，当該病院に看護師等確保推進者を置かなければならない。

　　一　その有する看護師等の員数が，医療法第21条第1項第一号の規定に基づく都道府県の条例の規定によって定められた員数を著しく下回る病院として厚生労働省令で定めるもの

　　二　その他看護師等の確保が著しく困難な状況にあると認められる病院として厚生労働省令で定めるもの

　2　看護師等確保推進者は，病院の管理者を補佐し，看護師等の配置及び業務の改善に関する計画の策定その他看護師等の確保に関する事項を処理しなければならない。

　3　医師，歯科医師，保健師，助産師，看護師その他看護師等の確保に関し必要な知識経験を有する者として政令で定めるものでなければ，看護師等確保推進者となることができない。

　4　第1項に規定する病院の開設者は，看護師等確保推進者を置いたときは，その日から30日以内に，当該病院の所在地を管轄する都道府県知事に，その看護師等確保推進者の氏名その他厚生労働省令で定める事項を届け出なければならない。看護師等確保推進者を変更したときも，同様とする。

　5　都道府県知事は，看護師等確保推進者が第2項に規定する職務を怠った場合であって，当該看護師等確保推進者に引き続きその職務を行わせることが適切でないと認めるときは，第1項に規定する病院の開設者に対し，期限を定めて，その変更を命ずることができる。

第13条　略

## 第3章 | ナースセンター

▶都道府県ナースセンターの指定等

第14条　都道府県知事は，看護師等の就業の促進その他の看護師等の確保を図るた

めの活動を行うことにより保健医療の向上に資することを目的とする一般社団法人又は一般財団法人であって，次条に規定する業務を適正かつ確実に行うことができると認められるものを，その申請により，都道府県ごとに一個に限り，都道府県ナースセンター（以下「都道府県センター」という。）として指定することができる。

　2　都道府県知事は，前項の申請をした者が職業安定法（昭和22年法律第141号）第33条第1項の許可を受けて看護師等につき無料の職業紹介事業を行う者でないときは，前項の規定による指定をしてはならない。

　3　都道府県知事は，第1項の規定による指定をしたときは，当該都道府県センターの名称，住所及び事務所の所在地を公示しなければならない。

　4　都道府県センターは，その名称，住所又は事務所の所在地を変更しようとするときは，あらかじめ，その旨を都道府県知事に届け出なければならない。

　5　都道府県知事は，前項の規定による届出があったときは，当該届出に係る事項を公示しなければならない。

▶業務

第15条　都道府県センターは，当該都道府県の区域内において，次に掲げる業務を行うものとする。

　　一　病院等における看護師等の確保の動向及び就業を希望する看護師等の状況に関する調査を行うこと。

　　二　訪問看護（傷病者等に対し，その者の居宅において看護師等が行う療養上の世話又は必要な診療の補助をいう。）その他の看護についての知識及び技能に関し，看護師等に対して研修を行うこと。

　　三　前号に掲げるもののほか，看護師等に対し，看護についての知識及び技能に関する情報の提供，相談その他の援助を行うこと。

　　四　第12条第1項に規定する病院その他の病院等の開設者，管理者，看護師等確保推進者等に対し，看護師等の確保に関する情報の提供，相談その他の援助を行うこと。

　　五　看護師等について，無料の職業紹介事業を行うこと。

　　六　看護師等に対し，その就業の促進に関する情報の提供，相談その他の援助を行うこと。

　　七　看護に関する啓発活動を行うこと。

　　八　前各号に掲げるもののほか，看護師等の確保を図るために必要な業務を行うこと。

第16条～第19条　略

▶中央ナースセンターの指定

第20条　厚生労働大臣は，都道府県センターの業務に関する連絡及び援助を行うこと等により，都道府県センターの健全な発展を図るとともに，看護師等の確保を図り，もって保健医療の向上に資することを目的とする一般社団法人又は一般財団法人であって，次条に規定する業務を適正かつ確実に行うことができると認められるものを，その申請により，全国を通じて1個に限り，中央ナースセンター（以下「中央センター」という。）として指定することができる。

▶業務

第21条　中央センターは，次に掲げる業務を行うものとする。

　　一　都道府県センターの業務に関する啓発活動を行うこと。

　　二　都道府県センターの業務について，連絡調整を図り，及び指導その他の援助を行うこと。

　　三　都道府県センターの業務に関する情報及び資料を収集し，並びにこれを都道府県センターその他の関係者に対し提供すること。

　　四　2以上の都道府県の区域における看護に関する啓発活動を行うこと。

　　五　前各号に掲げるもののほか，都道府県センターの健全な発展及び看護師等の確保を図るために必要な業務を行うこと。

第22条以下　略

# Ⅱ　看護活動の基本となる法律

## 1　健康増進法［抄］（平成14年法律第103号）

### 第1章　総則

▶目的

第1条　この法律は，我が国における急速な高齢化の進展及び疾病構造の変化に伴い，国民の健康の増進の重要性が著しく増大していることにかんがみ，国民の健康の増進の総合的な推進に関し基本的な事項を定めるとともに，国民の栄養の改善その他の国民の健康の増進を図るための措置を講じ，もって国民保健の向上を図ることを目的とする。

▶国民の責務

第2条　国民は，健康な生活習慣の重要性に対する関心と理解を深め，生涯にわたって，自らの健康状態を自覚するとともに，健康の増進に努めなければならない。

▶国及び地方公共団体の責務

第3条　国及び地方公共団体は，教育活動及び広報活動を通じた健康の増進に関する正しい知識の普及，健康の増進に関する情報の収集，整理，分析及び提供並びに研究の推進並びに健康の増進に係る人材の養成及び資質の向上を図るとともに，健康増進事業実施者その他の関係者に対し，必要な技術的援助を与えることに努めなければならない。

▶健康増進事業実施者の責務

第4条　健康増進事業実施者は，健康教育，健康相談その他国民の健康の増進のために必要な事業（以下「健康増進事業」という。）を積極的に推進するよう努めなければならない。

▶関係者の協力

第5条 国，都道府県，市町村（特別区を含む。以下同じ。），健康増進事業実施者，医療機関その他の関係者は，国民の健康の増進の総合的な推進を図るため，相互に連携を図りながら協力するよう努めなければならない。

▶定義

第6条 この法律において「健康増進事業実施者」とは，次に掲げる者をいう。

　　一　健康保険法（大正11年法律第70号）の規定により健康増進事業を行う全国健康保険協会，健康保険組合又は健康保険組合連合会

　　二　船員保険法（昭和14年法律第73号）の規定により健康増進事業を行う全国健康保険協会

　　三　国民健康保険法（昭和33年法律第192号）の規定により健康増進事業を行う市町村，国民健康保険組合又は国民健康保険団体連合会

　　四　国家公務員共済組合法（昭和33年法律第128号）の規定により健康増進事業を行う国家公務員共済組合又は国家公務員共済組合連合会

　　五　地方公務員等共済組合法（昭和37年法律第152号）の規定により健康増進事業を行う地方公務員共済組合又は全国市町村職員共済組合連合会

　　六　私立学校教職員共済法（昭和28年法律第245号）の規定により健康増進事業を行う日本私立学校振興・共済事業団

　　七　学校保健安全法（昭和33年法律第56号）の規定により健康増進事業を行う者

　　八　母子保健法（昭和40年法律第141号）の規定により健康増進事業を行う市町村

　　九　労働安全衛生法（昭和47年法律第57号）の規定により健康増進事業を行う事業者

　　十　高齢者の医療の確保に関する法律（昭和57年法律第80号）の規定により健康増進事業を行う全国健康保険協会，健康保険組合，市町村，国民健康保険組合，共済組合，日本私立学校振興・共済事業団又は後期高齢者医療広域連合

　　十一　介護保険法（平成9年法律第123号）の規定により健康増進事業を行う市町村

　　十二　この法律の規定により健康増進事業を行う市町村

　　十三　その他健康増進事業を行う者であって，政令で定めるもの

---

### 第2章 ｜ 基本方針等

▶基本方針

第7条 厚生労働大臣は，国民の健康の増進の総合的な推進を図るための基本的な方針（以下「基本方針」という。）を定めるものとする。

　2　基本方針は，次に掲げる事項について定めるものとする。

　　一　国民の健康の増進の推進に関する基本的な方向

　　二　国民の健康の増進の目標に関する事項

　　三　次条第1項の都道府県健康増進計画及び同条第2項の市町村健康増進計画の

策定に関する基本的な事項

　　四　第10条第1項の国民健康・栄養調査その他の健康の増進に関する調査及び研究に関する基本的な事項

　　五　健康増進事業実施者間における連携及び協力に関する基本的な事項

　　六　食生活，運動，休養，飲酒，喫煙，歯の健康の保持その他の生活習慣に関する正しい知識の普及に関する事項

　　七　その他国民の健康の増進の推進に関する重要事項

　3　厚生労働大臣は，基本方針を定め，又はこれを変更しようとするときは，あらかじめ，関係行政機関の長に協議するものとする。

　4　厚生労働大臣は，基本方針を定め，又はこれを変更したときは，遅滞なく，これを公表するものとする。

第8条～第16条の2　略

## 第4章 | 保健指導等

### ▶市町村による生活習慣相談等の実施

第17条　市町村は，住民の健康の増進を図るため，医師，歯科医師，薬剤師，保健師，助産師，看護師，准看護師，管理栄養士，栄養士，歯科衛生士その他の職員に，栄養の改善その他の生活習慣の改善に関する事項につき住民からの相談に応じさせ，及び必要な栄養指導その他の保健指導を行わせ，並びにこれらに付随する業務を行わせるものとする。

　2　市町村は，前項に規定する業務の一部について，健康保険法第63条第3項各号に掲げる病院又は診療所その他適当と認められるものに対し，その実施を委託することができる。

### ▶都道府県による専門的な栄養指導その他の保健指導の実施

第18条　都道府県，保健所を設置する市及び特別区は，次に掲げる業務を行うものとする。

　　一　住民の健康の増進を図るために必要な栄養指導その他の保健指導のうち，特に専門的な知識及び技術を必要とするものを行うこと。

　　二　特定かつ多数の者に対して継続的に食事を供給する施設に対し，栄養管理の実施について必要な指導及び助言を行うこと。

　　三　前二号の業務に付随する業務を行うこと。

　2　都道府県は，前条第1項の規定により市町村が行う業務の実施に関し，市町村相互間の連絡調整を行い，及び市町村の求めに応じ，その設置する保健所による技術的事項についての協力その他当該市町村に対する必要な援助を行うものとする。

第19条以下　略

## ② 地域保健法［抄］（昭和 22 年法律第 101 号）

### 第1章 │ 総則

▶目的

**第1条** この法律は，地域保健対策の推進に関する基本指針，保健所の設置その他地域保健対策の推進に関し基本となる事項を定めることにより，母子保健法（昭和40 年法律第 141 号）その他の地域保健対策に関する法律による対策が地域において総合的に推進されることを確保し，もつて地域住民の健康の保持及び増進に寄与することを目的とする。

▶基本的理念

**第2条** 地域住民の健康の保持及び増進を目的として国及び地方公共団体が講ずる施策は，我が国における急速な高齢化の進展，保健医療を取り巻く環境の変化等に即応し，地域における公衆衛生の向上及び増進を図るとともに，地域住民の多様化し，かつ，高度化する保健，衛生，生活環境等に関する需要に適確に対応することができるように，地域の特性及び社会福祉等の関連施策との有機的な連携に配慮しつつ，総合的に推進されることを基本理念とする。

▶国及び地方公共団体の責務

**第3条** 市町村（特別区を含む。以下同じ。）は，当該市町村が行う地域保健対策が円滑に実施できるように，必要な施設の整備，人材の確保及び資質の向上等に努めなければならない。

② 都道府県は，当該都道府県が行う地域保健対策が円滑に実施できるように，必要な施設の整備，人材の確保及び資質の向上，調査及び研究等に努めるとともに，市町村に対し，前項の責務が十分に果たされるように，その求めに応じ，必要な技術的援助を与えることに努めなければならない。

③ 国は，地域保健に関する情報の収集，整理及び活用並びに調査及び研究並びに地域保健対策に係る人材の養成及び資質の向上に努めるとともに，市町村及び都道府県に対し，前2項の責務が十分に果たされるように必要な技術的及び財政的援助を与えることに努めなければならない。

### 第2章 │ 地域保健対策の推進に関する基本指針

▶基本指針

**第4条** 厚生労働大臣は，地域保健対策の円滑な実施及び総合的な推進を図るため，地域保健対策の推進に関する基本的な指針（以下「基本指針」という。）を定めなければならない。

② 基本指針は，次に掲げる事項について定めるものとする。

一 地域保健対策の推進の基本的な方向

二 保健所及び市町村保健センターの整備及び運営に関する基本的事項

三 地域保健対策に係る人材の確保及び資質の向上並びに第 21 条第 1 項の人材確保支援計画の策定に関する基本的事項

四　地域保健に関する調査及び研究に関する基本的事項

　　五　社会福祉等の関連施策との連携に関する基本的事項

　　六　その他地域保健対策の推進に関する重要事項

　③　厚生労働大臣は，基本指針を定め，又はこれを変更したときは，遅滞なく，これを公表しなければならない。

## 第3章 ｜ 保健所

### ▶保健所の設置

**第5条**　保健所は，都道府県，地方自治法（昭和22年法律第67号）第252条の19第1項の指定都市，同法第252条の22第1項の中核市その他の政令で定める市又は特別区が，これを設置する。

　②　都道府県は，前項の規定により保健所を設置する場合においては，保健医療に係る施策と社会福祉に係る施策との有機的な連携を図るため，医療法（昭和23年法律第205号）第30条の4第2項第十四号に規定する区域及び介護保険法（平成9年法律第123号）第118条第2項第一号に規定する区域を参酌して，保健所の所管区域を設定しなければならない。

### ▶保健所の事業

**第6条**　保健所は，次に掲げる事項につき，企画，調整，指導及びこれらに必要な事業を行う。

　　一　地域保健に関する思想の普及及び向上に関する事項

　　二　人口動態統計その他地域保健に係る統計に関する事項

　　三　栄養の改善及び食品衛生に関する事項

　　四　住宅，水道，下水道，廃棄物の処理，清掃その他の環境の衛生に関する事項

　　五　医事及び薬事に関する事項

　　六　保健師に関する事項

　　七　公共医療事業の向上及び増進に関する事項

　　八　母性及び乳幼児並びに老人の保健に関する事項

　　九　歯科保健に関する事項

　　十　精神保健に関する事項

　　十一　治療方法が確立していない疾病その他の特殊の疾病により長期に療養を必要とする者の保健に関する事項

　　十二　エイズ，結核，性病，伝染病その他の疾病の予防に関する事項

　　十三　衛生上の試験及び検査に関する事項

　　十四　その他地域住民の健康の保持及び増進に関する事項

### ▶その他の事業

**第7条**　保健所は，前条に定めるもののほか，地域住民の健康の保持及び増進を図るため必要があるときは，次に掲げる事業を行うことができる。

　　一　所管区域に係る地域保健に関する情報を収集し，整理し，及び活用すること。

　　二　所管区域に係る地域保健に関する調査及び研究を行うこと。

　　三　歯科疾患その他厚生労働大臣の指定する疾病の治療を行うこと。

四　試験及び検査を行い，並びに医師，歯科医師，薬剤師その他の者に試験及び検査に関する施設を利用させること。

第8条～第17条　略

## 第4章 ｜ 市町村保健センター

▶市町村保健センターの目的

第18条　市町村は，市町村保健センターを設置することができる。

②　市町村保健センターは，住民に対し，健康相談，保健指導及び健康診査その他地域保健に関し必要な事業を行うことを目的とする施設とする。

第19条以下　略

## 3　母子保健法［抄］（昭和40年法律第141号）

## 第1章 ｜ 総則

▶目的

第1条　この法律は，母性並びに乳児及び幼児の健康の保持及び増進を図るため，母子保健に関する原理を明らかにするとともに，母性並びに乳児及び幼児に対する保健指導，健康診査，医療その他の措置を講じ，もつて国民保健の向上に寄与することを目的とする。

▶母性の尊重

第2条　母性は，すべての児童がすこやかに生まれ，かつ，育てられる基盤であることにかんがみ，尊重され，かつ，保護されなければならない。

▶乳幼児の健康の保持増進

第3条　乳児及び幼児は，心身ともに健全な人として成長してゆくために，その健康が保持され，かつ，増進されなければならない。

▶母性及び保護者の努力

第4条　母性は，みずからすすんで，妊娠，出産又は育児についての正しい理解を深め，その健康の保持及び増進に努めなければならない。

2　乳児又は幼児の保護者は，みずからすすんで，育児についての正しい理解を深め，乳児又は幼児の健康の保持及び増進に努めなければならない。

▶国及び地方公共団体の責務

第5条　国及び地方公共団体は，母性並びに乳児及び幼児の健康の保持及び増進に努めなければならない。

2　国及び地方公共団体は，母性並びに乳児及び幼児の健康の保持及び増進に関する施策を講ずるに当たつては，当該施策が乳児及び幼児に対する虐待の予防及び早期発見に資するものであることに留意するとともに，その施策を通じて，前3条に規定する母子保健の理念が具現されるように配慮しなければならない。

▶用語の定義

第6条　この法律において「妊産婦」とは，妊娠中又は出産後1年以内の女子をいう。

2 この法律において「乳児」とは，1歳に満たない者をいう。

3 この法律において「幼児」とは，満1歳から小学校就学の始期に達するまでの者をいう。

4 この法律において「保護者」とは，親権を行う者，未成年後見人その他の者で，乳児又は幼児を現に監護する者をいう。

5 この法律において「新生児」とは，出生後28日を経過しない乳児をいう。

6 この法律において「未熟児」とは，身体の発育が未熟のまま出生した乳児であつて，正常児が出生時に有する諸機能を得るに至るまでのものをいう。

第7条〜第8条の3 略

## 第2章 ｜ 母子保健の向上に関する措置

### ▶知識の普及
第9条 都道府県及び市町村は，母性又は乳児若しくは幼児の健康の保持及び増進のため，妊娠，出産又は育児に関し，相談に応じ，個別的又は集団的に，必要な指導及び助言を行い，並びに地域住民の活動を支援すること等により，母子保健に関する知識の普及に努めなければならない。

### ▶保健指導
第10条 市町村は，妊産婦若しくはその配偶者又は乳児若しくは幼児の保護者に対して，妊娠，出産又は育児に関し，必要な保健指導を行い，又は医師，歯科医師，助産師若しくは保健師について保健指導を受けることを勧奨しなければならない。

### ▶新生児の訪問指導
第11条 市町村長は，前条の場合において，当該乳児が新生児であつて，育児上必要があると認めるときは，医師，保健師，助産師又はその他の職員をして当該新生児の保護者を訪問させ，必要な指導を行わせるものとする。ただし，当該新生児につき，第19条の規定による指導が行われるときは，この限りでない。

2 前項の規定による新生児に対する訪問指導は，当該新生児が新生児でなくなつた後においても，継続することができる。

### ▶健康診査
第12条 市町村は，次に掲げる者に対し，厚生労働省令の定めるところにより，健康診査を行わなければならない。

　　一 満1歳6か月を超え満2歳に達しない幼児

　　二 満3歳を超え満4歳に達しない幼児

2 前項の厚生労働省令は，健康増進法（平成14年法律第103号）第9条第1項に規定する健康診査等指針（第16条第4項において単に「健康診査等指針」という。）と調和が保たれたものでなければならない。

第13条 前条の健康診査のほか，市町村は，必要に応じ，妊産婦又は乳児若しくは幼児に対して，健康診査を行い，又は健康診査を受けることを勧奨しなければならない。

2 厚生労働大臣は，前項の規定による妊婦に対する健康診査についての望ましい基準を定めるものとする。

▶栄養の摂取に関する援助

第14条　市町村は，妊産婦又は乳児若しくは幼児に対して，栄養の摂取につき必要な援助をするように努めるものとする。

▶妊娠の届出

第15条　妊娠した者は，厚生労働省令で定める事項につき，速やかに，市町村長に妊娠の届出をするようにしなければならない。

▶母子健康手帳

第16条　市町村は，妊娠の届出をした者に対して，母子健康手帳を交付しなければならない。

　2　妊産婦は，医師，歯科医師，助産師又は保健師について，健康診査又は保健指導を受けたときは，その都度，母子健康手帳に必要な事項の記載を受けなければならない。乳児又は幼児の健康診査又は保健指導を受けた当該乳児又は幼児の保護者についても，同様とする。

　3　母子健康手帳の様式は，厚生労働省令で定める。

　4　前項の厚生労働省令は，健康診査等指針と調和が保たれたものでなければならない。

第17条～第21条の4　略

| 第3章 | 母子健康包括支援センター |

▶母子健康包括支援センターの設置

第22条　市町村は，必要に応じ，母子健康包括支援センターを設置するように努めなければならない。

　2　母子健康包括支援センターは，第一号から第四号までに掲げる事業を行い，又はこれらの事業に併せて第五号に掲げる事業を行うことにより，母性並びに乳児及び幼児の健康の保持及び増進に関する包括的な支援を行うことを目的とする施設とする。

　　一　母性並びに乳児及び幼児の健康の保持及び増進に関する支援に必要な実情の把握を行うこと。

　　二　母子保健に関する各種の相談に応ずること。

　　三　母性並びに乳児及び幼児に対する保健指導を行うこと。

　　四　母性及び児童の保健医療又は福祉に関する機関との連絡調整その他母性並びに乳児及び幼児の健康の保持及び増進に関し，厚生労働省令で定める支援を行うこと。

　　五　健康診査，助産その他の母子保健に関する事業を行うこと（前各号に掲げる事業を除く。）。

　3　市町村は，母子健康包括支援センターにおいて，第9条の相談，指導及び助言並びに第10条の保健指導を行うに当たつては，児童福祉法第21条の11第1項の情報の収集及び提供，相談並びに助言並びに同条第2項のあつせん，調整及び要請と一体的に行うように努めなければならない。

第23条以下　略

## 4 児童福祉法 [抄] （昭和 22 年法律第 164 号）

### 第 1 章 ｜ 総則

▶児童福祉の権利

第 1 条　全て児童は，児童の権利に関する条約の精神にのつとり，適切に養育されること，その生活を保障されること，愛され，保護されること，その心身の健やかな成長及び発達並びにその自立が図られることその他の福祉を等しく保障される権利を有する。

▶児童育成の責任

第 2 条　全て国民は，児童が良好な環境において生まれ，かつ，社会のあらゆる分野において，児童の年齢及び発達の程度に応じて，その意見が尊重され，その最善の利益が優先して考慮され，心身ともに健やかに育成されるよう努めなければならない。

　②　児童の保護者は，児童を心身ともに健やかに育成することについて第一義的責任を負う。

　③　国及び地方公共団体は，児童の保護者とともに，児童を心身ともに健やかに育成する責任を負う。

▶原理の尊重

第 3 条　前 2 条に規定するところは，児童の福祉を保障するための原理であり，この原理は，すべて児童に関する法令の施行にあたつて，常に尊重されなければならない。

第 3 条の 2，3　略

▶児童の定義

第 4 条　この法律で，児童とは，満 18 歳に満たない者をいい，児童を左のように分ける。

　一　乳児　満 1 歳に満たない者

　二　幼児　満 1 歳から，小学校就学の始期に達するまでの者

　三　少年　小学校就学の始期から，満 18 歳に達するまでの者

　②　この法律で，障害児とは，身体に障害のある児童，知的障害のある児童，精神に障害のある児童（発達障害者支援法（平成 16 年法律第 167 号）第 2 条第 2 項に規定する発達障害児を含む。）又は治療方法が確立していない疾病その他の特殊の疾病であつて障害者の日常生活及び社会生活を総合的に支援するための法律（平成 17 年法律第 123 号）第 4 条第 1 項の政令で定めるものによる障害の程度が同項の厚生労働大臣が定める程度である児童をいう。

▶妊産婦の定義

第 5 条　この法律で，妊産婦とは，妊娠中又は出産後 1 年以内の女子をいう。

▶保護者の定義

第 6 条　この法律で，保護者とは，第 19 条の 3，第 57 条の 3 第 2 項，第 57 条の 3 の 3 第 2 項及び第 57 条の 4 第 2 項を除き，親権を行う者，未成年後見人その他の者で，児童を現に監護する者をいう。

### ▶小児慢性特定疾病の定義

第6条の2　この法律で，小児慢性特定疾病とは，児童又は児童以外の満20歳に満たない者（以下「児童等」という。）が当該疾病にかかつていることにより，長期にわたり療養を必要とし，及びその生命に危険が及ぶおそれがあるものであつて，療養のために多額の費用を要するものとして厚生労働大臣が社会保障審議会の意見を聴いて定める疾病をいう。

　②　略

### ▶障害児通所支援等の定義

第6条の2の2　この法律で，障害児通所支援とは，児童発達支援，医療型児童発達支援，放課後等デイサービス，居宅訪問型児童発達支援及び保育所等訪問支援をいい，障害児通所支援事業とは，障害児通所支援を行う事業をいう。

　②〜⑨　略

### ▶児童自立生活援助事業等の定義

第6条の3　この法律で，児童自立生活援助事業とは，次に掲げる者に対しこれらの者が共同生活を営むべき住居における相談その他の日常生活上の援助及び生活指導並びに就業の支援（以下「児童自立生活援助」という。）を行い，あわせて児童自立生活援助の実施を解除された者に対し相談その他の援助を行う事業をいう。

　　一　義務教育を終了した児童又は児童以外の満20歳に満たない者であつて，措置解除者等（第27条第1項第三号に規定する措置（政令で定めるものに限る。）を解除された者その他政令で定める者をいう。次号において同じ。）であるもの（以下「満20歳未満義務教育終了児童等」という。）

　　二　学校教育法第50条に規定する高等学校の生徒，同法第83条に規定する大学の学生その他の厚生労働省令で定める者であつて，満20歳に達した日から満22歳に達する日の属する年度の末日までの間にあるもの（満20歳に達する日の前日において児童自立生活援助が行われていた満20歳未満義務教育終了児童等であつたものに限る。）のうち，措置解除者等であるもの（以下「満20歳以上義務教育終了児童等」という。）

　　②〜⑭　略

第6条の4　略

### ▶児童福祉施設等の定義

第7条　この法律で，児童福祉施設とは，助産施設，乳児院，母子生活支援施設，保育所，幼保連携型認定こども園，児童厚生施設，児童養護施設，障害児入所施設，児童発達支援センター，児童心理治療施設，児童自立支援施設及び児童家庭支援センターとする。

　②　この法律で，障害児入所支援とは，障害児入所施設に入所し，又は指定発達支援医療機関に入院する障害児に対して行われる保護，日常生活の指導及び知識技能の付与並びに障害児入所施設に入所し，又は指定発達支援医療機関に入院する障害児のうち知的障害のある児童，肢体不自由のある児童又は重度の知的障害及び重度の肢体不自由が重複している児童（以下「重症心身障害児」という。）に対し行われる治療をいう。

第8条以下　略

## 5　高齢者の医療の確保に関する法律 [抄] （昭和57年法律第80号）

### 第1章 | 総則

▶目的

**第1条**　この法律は，国民の高齢期における適切な医療の確保を図るため，医療費の適正化を推進するための計画の作成及び保険者による健康診査等の実施に関する措置を講ずるとともに，高齢者の医療について，国民の共同連帯の理念等に基づき，前期高齢者に係る保険者間の費用負担の調整，後期高齢者に対する適切な医療の給付等を行うために必要な制度を設け，もつて国民保健の向上及び高齢者の福祉の増進を図ることを目的とする。

▶基本的理念

**第2条**　国民は，自助と連帯の精神に基づき，自ら加齢に伴つて生ずる心身の変化を自覚して常に健康の保持増進に努めるとともに，高齢者の医療に要する費用を公平に負担するものとする。

　2　国民は，年齢，心身の状況等に応じ，職域若しくは地域又は家庭において，高齢期における健康の保持を図るための適切な保健サービスを受ける機会を与えられるものとする。

▶国の責務

**第3条**　国は，国民の高齢期における医療に要する費用の適正化を図るための取組が円滑に実施され，高齢者医療制度（第3章に規定する前期高齢者に係る保険者間の費用負担の調整及び第四章に規定する後期高齢者医療制度をいう。以下同じ。）の運営が健全に行われるよう必要な各般の措置を講ずるとともに，第1条に規定する目的の達成に資するため，医療，公衆衛生，社会福祉その他の関連施策を積極的に推進しなければならない。

▶地方公共団体の責務

**第4条**　地方公共団体は，この法律の趣旨を尊重し，住民の高齢期における医療に要する費用の適正化を図るための取組及び高齢者医療制度の運営が適切かつ円滑に行われるよう所要の施策を実施しなければならない。

▶保険者の責務

**第5条**　保険者は，加入者の高齢期における健康の保持のために必要な事業を積極的に推進するよう努めるとともに，高齢者医療制度の運営が健全かつ円滑に実施されるよう協力しなければならない。

▶医療の担い手等の責務

**第6条**　医師，歯科医師，薬剤師，看護師その他の医療の担い手並びに医療法（昭和23年法律第205号）第1条の2第2項に規定する医療提供施設の開設者及び管理者は，前3条に規定する各般の措置，施策及び事業に協力しなければならない。

▶定義

第7条　この法律において「医療保険各法」とは，次に掲げる法律をいう。

　　　　一　健康保険法（大正11年法律第70号）

　　　　二　船員保険法（昭和14年法律第73号）

　　　　三　国民健康保険法（昭和33年法律第192号）

　　　　四　国家公務員共済組合法（昭和33年法律第128号）

　　　　五　地方公務員等共済組合法（昭和37年法律第152号）

　　　　六　私立学校教職員共済法（昭和28年法律第245号）

　2　この法律において「保険者」とは，医療保険各法の規定により医療に関する給付を行う全国健康保険協会，健康保険組合，都道府県及び市町村（特別区を含む。以下同じ。），国民健康保険組合，共済組合又は日本私立学校振興・共済事業団をいう。

　3　この法律において「被用者保険等保険者」とは，保険者（健康保険法第123条第1項の規定による保険者としての全国健康保険協会，都道府県及び市町村並びに国民健康保険組合を除く。）又は健康保険法第3条第1項第八号の規定による承認を受けて同法の被保険者とならない者を組合員とする国民健康保険組合であつて厚生労働大臣が定めるものをいう。

　4　この法律において「加入者」とは，次に掲げる者をいう。

　　　　一　健康保険法の規定による被保険者。ただし，同法第3条第2項の規定による日雇特例被保険者を除く。

　　　　二　船員保険法の規定による被保険者

　　　　三　国民健康保険法の規定による被保険者

　　　　四　国家公務員共済組合法又は地方公務員等共済組合法に基づく共済組合の組合員

　　　　五　私立学校教職員共済法の規定による私立学校教職員共済制度の加入者

　　　　六　健康保険法，船員保険法，国家公務員共済組合法（他の法律において準用する場合を含む。）又は地方公務員等共済組合法の規定による被扶養者。ただし，健康保険法第3条第2項の規定による日雇特例被保険者の同法の規定による被扶養者を除く。

　　　　七　健康保険法第126条の規定により日雇特例被保険者手帳の交付を受け，その手帳に健康保険印紙をはり付けるべき余白がなくなるに至るまでの間にある者及び同法の規定によるその者の被扶養者。ただし，同法第3条第2項ただし書の規定による承認を受けて同項の規定による日雇特例被保険者とならない期間内にある者及び同法第126条第3項の規定により当該日雇特例被保険者手帳を返納した者並びに同法の規定によるその者の被扶養者を除く。

第8条〜第46条　略

---

| 第4章 | 後期高齢者医療制度 |

▶後期高齢者医療

第47条　後期高齢者医療は，高齢者の疾病，負傷又は死亡に関して必要な給付を行うものとする。

第 48 条，第 49 条　略

### ▶被保険者

第 50 条　次の各号のいずれかに該当する者は，後期高齢者医療広域連合が行う後期高齢者医療の被保険者とする。

　　一　後期高齢者医療広域連合の区域内に住所を有する 75 歳以上の者

　　二　後期高齢者医療広域連合の区域内に住所を有する 65 歳以上 75 歳未満の者であつて，厚生労働省令で定めるところにより，政令で定める程度の障害の状態にある旨の当該後期高齢者医療広域連合の認定を受けたもの

### ▶適用除外

第 51 条　前条の規定にかかわらず，次の各号のいずれかに該当する者は，後期高齢者医療広域連合が行う後期高齢者医療の被保険者としない。

　　一　生活保護法（昭和 25 年法律第 144 号）による保護を受けている世帯（その保護を停止されている世帯を除く。）に属する者

　　二　前号に掲げるもののほか，後期高齢者医療の適用除外とすべき特別の理由がある者で厚生労働省令で定めるもの

### ▶資格取得の時期

第 52 条　後期高齢者医療広域連合が行う後期高齢者医療の被保険者は，次の各号のいずれかに該当するに至つた日又は前条各号のいずれにも該当しなくなつた日から，その資格を取得する。

　　一　当該後期高齢者医療広域連合の区域内に住所を有する者（第 50 条第二号の認定を受けた者を除く。）が 75 歳に達したとき。

　　二　75 歳以上の者が当該後期高齢者医療広域連合の区域内に住所を有するに至つたとき。

　　三　当該後期高齢者医療広域連合の区域内に住所を有する 65 歳以上 75 歳未満の者が，第 50 条第二号の認定を受けたとき。

第 53 条〜第 55 条の 2　略

### ▶後期高齢者医療給付の種類

第 56 条　被保険者に係るこの法律による給付（以下「後期高齢者医療給付」という。）は，次のとおりとする。

　　一　療養の給付並びに入院時食事療養費，入院時生活療養費，保険外併用療養費，療養費，訪問看護療養費，特別療養費及び移送費の支給

　　二　高額療養費及び高額介護合算療養費の支給

　　三　前二号に掲げるもののほか，後期高齢者医療広域連合の条例で定めるところにより行う給付

第 57 条〜第 63 条　略

### ▶療養の給付

第 64 条　後期高齢者医療広域連合は，被保険者の疾病又は負傷に関しては，次に掲げる療養の給付を行う。ただし，当該被保険者が被保険者資格証明書の交付を受けている間は，この限りでない。

　　一　診察

二　薬剤又は治療材料の支給

　三　処置，手術その他の治療

　四　居宅における療養上の管理及びその療養に伴う世話その他の看護

　五　病院又は診療所への入院及びその療養に伴う世話その他の看護

２　次に掲げる療養に係る給付は，前項の給付に含まれないものとする。

　一　食事の提供である療養であつて前項第五号に掲げる療養（医療法第7条第2項第四号に規定する療養病床への入院及びその療養に伴う世話その他の看護（以下「長期入院療養」という。）を除く。）と併せて行うもの（以下「食事療養」という。）

　二　次に掲げる療養であつて前項第五号に掲げる療養（長期入院療養に限る。）と併せて行うもの（以下「生活療養」という。）

　　　イ　食事の提供である療養

　　　ロ　温度，照明及び給水に関する適切な療養環境の形成である療養

　三　厚生労働大臣が定める高度の医療技術を用いた療養その他の療養であつて，前項の給付の対象とすべきものであるか否かについて，適正な医療の効率的な提供を図る観点から評価を行うことが必要な療養（次号の患者申出療養を除く。）として厚生労働大臣が定めるもの（以下「評価療養」という。）

　四　高度の医療技術を用いた療養であつて，当該療養を受けようとする者の申出に基づき，前項の給付の対象とすべきものであるか否かについて，適正な医療の効率的な提供を図る観点から評価を行うことが必要な療養として厚生労働大臣が定めるもの（以下「患者申出療養」という。）

　五　被保険者の選定に係る特別の病室の提供その他の厚生労働大臣が定める療養（以下「選定療養」という。）

３　略

４　第2項第四号の申出は，厚生労働大臣が定めるところにより，厚生労働大臣に対し，当該申出に係る療養を行う医療法第4条の3に規定する臨床研究中核病院（保険医療機関であるものに限る。）の開設者の意見書その他必要な書類を添えて行うものとする。

５　厚生労働大臣は，第2項第四号の申出を受けた場合は，当該申出について速やかに検討を加え，当該申出に係る療養が同号の評価を行うことが必要な療養と認められる場合には，当該療養を患者申出療養として定めるものとする。

６　厚生労働大臣は，前項の規定により第2項第四号の申出に係る療養を患者申出療養として定めることとした場合には，その旨を当該申出を行つた者に速やかに通知するものとする。

７　厚生労働大臣は，第5項の規定により第2項第四号の申出について検討を加え，当該申出に係る療養を患者申出療養として定めないこととした場合には，理由を付して，その旨を当該申出を行つた者に速やかに通知するものとする。

第65条以下　略

## 6 障害者基本法［抄］（昭和 45 年法律第 84 号）

第1章 | 総則

▶目的

**第1条** この法律は，全ての国民が，障害の有無にかかわらず，等しく基本的人権を享有するかけがえのない個人として尊重されるものであるとの理念にのつとり，全ての国民が，障害の有無によつて分け隔てられることなく，相互に人格と個性を尊重し合いながら共生する社会を実現するため，障害者の自立及び社会参加の支援等のための施策に関し，基本原則を定め，及び国，地方公共団体等の責務を明らかにするとともに，障害者の自立及び社会参加の支援等のための施策の基本となる事項を定めること等により，障害者の自立及び社会参加の支援等のための施策を総合的かつ計画的に推進することを目的とする。

▶定義

**第2条** この法律において，次の各号に掲げる用語の意義は，それぞれ当該各号に定めるところによる。

一 障害者 身体障害，知的障害，精神障害（発達障害を含む。）その他の心身の機能の障害（以下「障害」と総称する。）がある者であつて，障害及び社会的障壁により継続的に日常生活又は社会生活に相当な制限を受ける状態にあるものをいう。

二 社会的障壁 障害がある者にとつて日常生活又は社会生活を営む上で障壁となるような社会における事物，制度，慣行，観念その他一切のものをいう。

▶地域社会における共生等

**第3条** 第1条に規定する社会の実現は，全ての障害者が，障害者でない者と等しく，基本的人権を享有する個人としてその尊厳が重んぜられ，その尊厳にふさわしい生活を保障される権利を有することを前提としつつ，次に掲げる事項を旨として図られなければならない。

一 全て障害者は，社会を構成する一員として社会，経済，文化その他あらゆる分野の活動に参加する機会が確保されること。

二 全て障害者は，可能な限り，どこで誰と生活するかについての選択の機会が確保され，地域社会において他の人々と共生することを妨げられないこと。

三 全て障害者は，可能な限り，言語（手話を含む。）その他の意思疎通のための手段についての選択の機会が確保されるとともに，情報の取得又は利用のための手段についての選択の機会の拡大が図られること。

▶差別の禁止

**第4条** 何人も，障害者に対して，障害を理由として，差別することその他の権利利益を侵害する行為をしてはならない。

2 社会的障壁の除去は，それを必要としている障害者が現に存し，かつ，その実施に伴う負担が過重でないときは，それを怠ることによつて前項の規定に違反することとならないよう，その実施について必要かつ合理的な配慮がされなければならない。

3　国は，第1項の規定に違反する行為の防止に関する啓発及び知識の普及を図るため，当該行為の防止を図るために必要となる情報の収集，整理及び提供を行うものとする。

▶国際的協調

第5条　第1条に規定する社会の実現は，そのための施策が国際社会における取組と密接な関係を有していることに鑑み，国際的協調の下に図られなければならない。

▶国及び地方公共団体の責務

第6条　国及び地方公共団体は，第1条に規定する社会の実現を図るため，前3条に定める基本原則（以下「基本原則」という。）にのつとり，障害者の自立及び社会参加の支援等のための施策を総合的かつ計画的に実施する責務を有する。

▶国民の理解

第7条　国及び地方公共団体は，基本原則に関する国民の理解を深めるよう必要な施策を講じなければならない。

▶国民の責務

第8条　国民は，基本原則にのつとり，第1条に規定する社会の実現に寄与するよう努めなければならない。

▶障害者週間

第9条　国民の間に広く基本原則に関する関心と理解を深めるとともに，障害者が社会，経済，文化その他あらゆる分野の活動に参加することを促進するため，障害者週間を設ける。

2　障害者週間は，12月3日から12月9日までの1週間とする。

3　国及び地方公共団体は，障害者の自立及び社会参加の支援等に関する活動を行う民間の団体等と相互に緊密な連携協力を図りながら，障害者週間の趣旨にふさわしい事業を実施するよう努めなければならない。

▶施策の基本方針

第10条　障害者の自立及び社会参加の支援等のための施策は，障害者の性別，年齢，障害の状態及び生活の実態に応じて，かつ，有機的連携の下に総合的に，策定され，及び実施されなければならない。

2　国及び地方公共団体は，障害者の自立及び社会参加の支援等のための施策を講ずるに当たつては，障害者その他の関係者の意見を聴き，その意見を尊重するよう努めなければならない。

▶障害者基本計画等

第11条　政府は，障害者の自立及び社会参加の支援等のための施策の総合的かつ計画的な推進を図るため，障害者のための施策に関する基本的な計画（以下「障害者基本計画」という。）を策定しなければならない。

2　都道府県は，障害者基本計画を基本とするとともに，当該都道府県における障害者の状況等を踏まえ，当該都道府県における障害者のための施策に関する基本的な計画（以下「都道府県障害者計画」という。）を策定しなければならない。

3　市町村は，障害者基本計画及び都道府県障害者計画を基本とするとともに，当該市町村における障害者の状況等を踏まえ，当該市町村における障害者のための施策

に関する基本的な計画（以下「市町村障害者計画」という。）を策定しなければならない。

　4〜9　略

第12条以下　略


## 7　精神保健及び精神障害者福祉に関する法律 [抄]（昭和25年法律第123号）

### 第1章 ｜ 総則

▶この法律の目的

第1条　この法律は，精神障害者の医療及び保護を行い，障害者の日常生活及び社会生活を総合的に支援するための法律（平成17年法律第123号）と相まつてその社会復帰の促進及びその自立と社会経済活動への参加の促進のために必要な援助を行い，並びにその発生の予防その他国民の精神的健康の保持及び増進に努めることによつて，精神障害者の福祉の増進及び国民の精神保健の向上を図ることを目的とする。

▶国及び地方公共団体の義務

第2条　国及び地方公共団体は，障害者の日常生活及び社会生活を総合的に支援するための法律の規定による自立支援給付及び地域生活支援事業と相まつて，医療施設及び教育施設を充実する等精神障害者の医療及び保護並びに保健及び福祉に関する施策を総合的に実施することによつて精神障害者が社会復帰をし，自立と社会経済活動への参加をすることができるように努力するとともに，精神保健に関する調査研究の推進及び知識の普及を図る等精神障害者の発生の予防その他国民の精神保健の向上のための施策を講じなければならない。

▶国民の義務

第3条　国民は，精神的健康の保持及び増進に努めるとともに，精神障害者に対する理解を深め，及び精神障害者がその障害を克服して社会復帰をし，自立と社会経済活動への参加をしようとする努力に対し，協力するように努めなければならない。

▶精神障害者の社会復帰，自立及び社会参加への配慮

第4条　医療施設の設置者は，その施設を運営するに当たつては，精神障害者の社会復帰の促進及び自立と社会経済活動への参加の促進を図るため，当該施設において医療を受ける精神障害者が，障害者の日常生活及び社会生活を総合的に支援するための法律第5条第1項に規定する障害福祉サービスに係る事業（以下「障害福祉サービス事業」という。），同条第18項に規定する一般相談支援事業（以下「一般相談支援事業」という。）その他の精神障害者の福祉に関する事業に係るサービスを円滑に利用することができるように配慮し，必要に応じ，これらの事業を行う者と連携を図るとともに，地域に即した創意と工夫を行い，及び地域住民等の理解と協力を得るように努めなければならない。

　2　国，地方公共団体及び医療施設の設置者は，精神障害者の社会復帰の促進及び自立と社会経済活動への参加の促進を図るため，相互に連携を図りながら協力するよ

う努めなければならない。

▶定義

第5条　この法律で「精神障害者」とは，統合失調症，精神作用物質による急性中毒又はその依存症，知的障害，精神病質その他の精神疾患を有する者をいう。

第6条～第15条　略

第16条，第17条　削除

---

| 第4章 | 精神保健指定医，登録研修機関，精神科病院及び精神科救急医療体制 |

▶精神保健指定医

第18条　厚生労働大臣は，その申請に基づき，次に該当する医師のうち第19条の4に規定する職務を行うのに必要な知識及び技能を有すると認められる者を，精神保健指定医（以下「指定医」という。）に指定する。

　　一　5年以上診断又は治療に従事した経験を有すること。

　　二　3年以上精神障害の診断又は治療に従事した経験を有すること。

　　三　厚生労働大臣が定める精神障害につき厚生労働大臣が定める程度の診断又は治療に従事した経験を有すること。

　　四　厚生労働大臣の登録を受けた者が厚生労働省令で定めるところにより行う研修（申請前1年以内に行われたものに限る。）の課程を修了していること。

　2，3　略

第19条の1～11　略

---

| 第5章 | 医療及び保護 |

▶任意入院等

第20条　精神科病院の管理者は，精神障害者を入院させる場合においては，本人の同意に基づいて入院が行われるように努めなければならない。

第21条　精神障害者が自ら入院する場合においては，精神科病院の管理者は，その入院に際し，当該精神障害者に対して第38条の4の規定による退院等の請求に関することその他厚生労働省令で定める事項を書面で知らせ，当該精神障害者から自ら入院する旨を記載した書面を受けなければならない。

　2　精神科病院の管理者は，自ら入院した精神障害者（以下「任意入院者」という。）から退院の申出があつた場合においては，その者を退院させなければならない。

　3　前項に規定する場合において，精神科病院の管理者は，指定医による診察の結果，当該任意入院者の医療及び保護のため入院を継続する必要があると認めたときは，同項の規定にかかわらず，72時間を限り，その者を退院させないことができる。

　4　前項に規定する場合において，精神科病院（厚生労働省令で定める基準に適合すると都道府県知事が認めるものに限る。）の管理者は，緊急その他やむを得ない理由があるときは，指定医に代えて指定医以外の医師（医師法（昭和23年法律第201号）第16条の6第1項の規定による登録を受けていることその他厚生労働省令で定める基準に該当する者に限る。以下「特定医師」という。）に任意入院者の診察を行わせることができる。この場合において，診察の結果，当該任意入院者の医療及び保護の

ため入院を継続する必要があると認めたときは，前2項の規定にかかわらず，12時間を限り，その者を退院させないことができる。

　5〜7　略

第22〜28条の2　略

▶都道府県知事による入院措置

第29条　都道府県知事は，第27条の規定による診察の結果，その診察を受けた者が精神障害者であり，かつ，医療及び保護のために入院させなければその精神障害のために自身を傷つけ又は他人に害を及ぼすおそれがあると認めたときは，その者を国等の設置した精神科病院又は指定病院に入院させることができる。

　2　前項の場合において都道府県知事がその者を入院させるには，その指定する2人以上の指定医の診察を経て，その者が精神障害者であり，かつ，医療及び保護のために入院させなければその精神障害のために自身を傷つけ又は他人に害を及ぼすおそれがあると認めることについて，各指定医の診察の結果が一致した場合でなければならない。

　3　都道府県知事は，第1項の規定による措置を採る場合においては，当該精神障害者に対し，当該入院措置を採る旨，第38条の4の規定による退院等の請求に関することその他厚生労働省令で定める事項を書面で知らせなければならない。

　4　国等の設置した精神科病院及び指定病院の管理者は，病床（病院の一部について第19条の8の指定を受けている指定病院にあつてはその指定に係る病床）に既に第1項又は次条第1項の規定により入院をさせた者がいるため余裕がない場合のほかは，第1項の精神障害者を入院させなければならない。

第29条の2〜第31条　略

第32条　削除

▶医療保護入院

第33条　精神科病院の管理者は，次に掲げる者について，その家族等のうちいずれかの者の同意があるときは，本人の同意がなくてもその者を入院させることができる。

　　一　指定医による診察の結果，精神障害者であり，かつ，医療及び保護のため入院の必要がある者であつて当該精神障害のために第20条の規定による入院が行われる状態にないと判定されたもの

　　二　第34条第1項の規定により移送された者

　2　前項の「家族等」とは，当該精神障害者の配偶者，親権を行う者，扶養義務者及び後見人又は保佐人をいう。ただし，次の各号のいずれかに該当する者を除く。

　　一　行方の知れない者

　　二　当該精神障害者に対して訴訟をしている者又はした者並びにその配偶者及び直系血族

　　三　家庭裁判所で免ぜられた法定代理人，保佐人又は補助人

　　四　心身の故障により前項の規定による同意又は不同意の意思表示を適切に行うことができない者として厚生労働省令で定めるもの

　　五　未成年者

　3〜7　略

第33条の2〜6　略

▶応急入院

第33条の7　厚生労働大臣の定める基準に適合するものとして都道府県知事が指定する精神科病院の管理者は，医療及び保護の依頼があつた者について，急速を要し，その家族等の同意を得ることができない場合において，その者が，次に該当する者であるときは，本人の同意がなくても，72時間を限り，その者を入院させることができる。

　　一　指定医の診察の結果，精神障害者であり，かつ，直ちに入院させなければその者の医療及び保護を図る上で著しく支障がある者であつて当該精神障害のために第20条の規定による入院が行われる状態にないと判定されたもの

　　二　第34条第3項の規定により移送された者

　2　前項に規定する場合において，同項に規定する精神科病院の管理者は，緊急その他やむを得ない理由があるときは，指定医に代えて特定医師に同項の医療及び保護の依頼があつた者の診察を行わせることができる。この場合において，診察の結果，その者が，精神障害者であり，かつ，直ちに入院させなければその者の医療及び保護を図る上で著しく支障がある者であつて当該精神障害のために第20条の規定による入院が行われる状態にないと判定されたときは，同項の規定にかかわらず，本人の同意がなくても，12時間を限り，その者を入院させることができる。

　3〜7　略

第33条の8，第34条　略

第35条　削除

▶処遇

第36条　精神科病院の管理者は，入院中の者につき，その医療又は保護に欠くことのできない限度において，その行動について必要な制限を行うことができる。

　2　精神科病院の管理者は，前項の規定にかかわらず，信書の発受の制限，都道府県その他の行政機関の職員との面会の制限その他の行動の制限であつて，厚生労働大臣があらかじめ社会保障審議会の意見を聴いて定める行動の制限については，これを行うことができない。

　3　第1項の規定による行動の制限のうち，厚生労働大臣があらかじめ社会保障審議会の意見を聴いて定める患者の隔離その他の行動の制限は，指定医が必要と認める場合でなければ行うことができない。

第37条以下　略

## 8 　介護保険法 ［抄］ （平成9年法律第123号）

### 第1章 │ 総則

▶目的

第1条　この法律は，加齢に伴って生ずる心身の変化に起因する疾病等により要介護状態となり，入浴，排せつ，食事等の介護，機能訓練並びに看護及び療養上の管理そ

の他の医療を要する者等について，これらの者が尊厳を保持し，その有する能力に応じ自立した日常生活を営むことができるよう，必要な保健医療サービス及び福祉サービスに係る給付を行うため，国民の共同連帯の理念に基づき介護保険制度を設け，その行う保険給付等に関して必要な事項を定め，もって国民の保健医療の向上及び福祉の増進を図ることを目的とする。

#### ▶介護保険

**第2条** 介護保険は，被保険者の要介護状態又は要支援状態（以下「要介護状態等」という。）に関し，必要な保険給付を行うものとする。

 2 前項の保険給付は，要介護状態等の軽減又は悪化の防止に資するよう行われるとともに，医療との連携に十分配慮して行われなければならない。

 3 第1項の保険給付は，被保険者の心身の状況，その置かれている環境等に応じて，被保険者の選択に基づき，適切な保健医療サービス及び福祉サービスが，多様な事業者又は施設から，総合的かつ効率的に提供されるよう配慮して行われなければならない。

 4 第1項の保険給付の内容及び水準は，被保険者が要介護状態となった場合においても，可能な限り，その居宅において，その有する能力に応じ自立した日常生活を営むことができるように配慮されなければならない。

#### ▶保険者

**第3条** 市町村及び特別区は，この法律の定めるところにより，介護保険を行うものとする。

 2 市町村及び特別区は，介護保険に関する収入及び支出について，政令で定めるところにより，特別会計を設けなければならない。

#### ▶国民の努力及び義務

**第4条** 国民は，自ら要介護状態となることを予防するため，加齢に伴って生ずる心身の変化を自覚して常に健康の保持増進に努めるとともに，要介護状態となった場合においても，進んでリハビリテーションその他の適切な保健医療サービス及び福祉サービスを利用することにより，その有する能力の維持向上に努めるものとする。

 2 国民は，共同連帯の理念に基づき，介護保険事業に要する費用を公平に負担するものとする。

#### ▶国及び地方公共団体の責務

**第5条** 国は，介護保険事業の運営が健全かつ円滑に行われるよう保健医療サービス及び福祉サービスを提供する体制の確保に関する施策その他の必要な各般の措置を講じなければならない。

 2 都道府県は，介護保険事業の運営が健全かつ円滑に行われるように，必要な助言及び適切な援助をしなければならない。

 3 国及び地方公共団体は，被保険者が，可能な限り，住み慣れた地域でその有する能力に応じ自立した日常生活を営むことができるよう，保険給付に係る保健医療サービス及び福祉サービスに関する施策，要介護状態等となることの予防又は要介護状態等の軽減若しくは悪化の防止のための施策並びに地域における自立した日常生活の支援のための施策を，医療及び居住に関する施策との有機的な連携を図りつつ包括

的に推進するよう努めなければならない。

　4　国及び地方公共団体は，前項の規定により同項に掲げる施策を包括的に推進するに当たっては，障害者その他の者の福祉に関する施策との有機的な連携を図るよう努めなければならない。

▶認知症に関する施策の総合的な推進等

第5条の2　国及び地方公共団体は，認知症（脳血管疾患，アルツハイマー病その他の要因に基づく脳の器質的な変化により日常生活に支障が生じる程度にまで記憶機能及びその他の認知機能が低下した状態をいう。以下同じ。）に対する国民の関心及び理解を深め，認知症である者への支援が適切に行われるよう，認知症に関する知識の普及及び啓発に努めなければならない。

　2　国及び地方公共団体は，被保険者に対して認知症に係る適切な保健医療サービス及び福祉サービスを提供するため，認知症の予防，診断及び治療並びに認知症である者の心身の特性に応じたリハビリテーション及び介護方法に関する調査研究の推進並びにその成果の活用に努めるとともに，認知症である者を現に介護する者の支援並びに認知症である者の支援に係る人材の確保及び資質の向上を図るために必要な措置を講ずることその他の認知症に関する施策を総合的に推進するよう努めなければならない。

　3　国及び地方公共団体は，前項の施策の推進に当たっては，認知症である者及びその家族の意向の尊重に配慮するよう努めなければならない。

第6条　略

▶定義

第7条　この法律において「要介護状態」とは，身体上又は精神上の障害があるために，入浴，排せつ，食事等の日常生活における基本的な動作の全部又は一部について，厚生労働省令で定める期間にわたり継続して，常時介護を要すると見込まれる状態であって，その介護の必要の程度に応じて厚生労働省令で定める区分（以下「要介護状態区分」という。）のいずれかに該当するもの（要支援状態に該当するものを除く。）をいう。

　2　この法律において「要支援状態」とは，身体上若しくは精神上の障害があるために入浴，排せつ，食事等の日常生活における基本的な動作の全部若しくは一部について厚生労働省令で定める期間にわたり継続して常時介護を要する状態の軽減若しくは悪化の防止に特に資する支援を要すると見込まれ，又は身体上若しくは精神上の障害があるために厚生労働省令で定める期間にわたり継続して日常生活を営むのに支障があると見込まれる状態であって，支援の必要の程度に応じて厚生労働省令で定める区分（以下「要支援状態区分」という。）のいずれかに該当するものをいう。

　3　この法律において「要介護者」とは，次の各号のいずれかに該当する者をいう。

　一　要介護状態にある65歳以上の者

　二　要介護状態にある40歳以上65歳未満の者であって，その要介護状態の原因である身体上又は精神上の障害が加齢に伴って生ずる心身の変化に起因する疾病であって政令で定めるもの（以下「特定疾病」という。）によって生じたものであるもの

4　この法律において「要支援者」とは，次の各号のいずれかに該当する者をいう。
　一　要支援状態にある 65 歳以上の者
　二　要支援状態にある 40 歳以上 65 歳未満の者であって，その要支援状態の原因である身体上又は精神上の障害が特定疾病によって生じたものであるもの
　5　この法律において「介護支援専門員」とは，要介護者又は要支援者（以下「要介護者等」という。）からの相談に応じ，及び要介護者等がその心身の状況等に応じ適切な居宅サービス，地域密着型サービス，施設サービス，介護予防サービス若しくは地域密着型介護予防サービス又は特定介護予防・日常生活支援総合事業（第 115 条の 45 第 1 項第一号イに規定する第一号訪問事業，同号ロに規定する第一号通所事業又は同号ハに規定する第一号生活支援事業をいう。以下同じ。）を利用できるよう市町村，居宅サービス事業を行う者，地域密着型サービス事業を行う者，介護保険施設，介護予防サービス事業を行う者，地域密着型介護予防サービス事業を行う者，特定介護予防・日常生活支援総合事業を行う者等との連絡調整等を行う者であって，要介護者等が自立した日常生活を営むのに必要な援助に関する専門的知識及び技術を有するものとして第 69 条の 7 第 1 項の介護支援専門員証の交付を受けたものをいう。
　6～9　略
**第 8 条**　この法律において「居宅サービス」とは，訪問介護，訪問入浴介護，訪問看護，訪問リハビリテーション，居宅療養管理指導，通所介護，通所リハビリテーション，短期入所生活介護，短期入所療養介護，特定施設入居者生活介護，福祉用具貸与及び特定福祉用具販売をいい，「居宅サービス事業」とは，居宅サービスを行う事業をいう。
　2　この法律において「訪問介護」とは，要介護者であって，居宅（老人福祉法（昭和 38 年法律第 133 号）第 20 条の 6 に規定する軽費老人ホーム，同法第 29 条第 1 項に規定する有料老人ホーム（第 11 項及び第 21 項において「有料老人ホーム」という。）その他の厚生労働省令で定める施設における居室を含む。以下同じ。）において介護を受けるもの（以下「居宅要介護者」という。）について，その者の居宅において介護福祉士その他政令で定める者により行われる入浴，排せつ，食事等の介護その他の日常生活上の世話であって，厚生労働省令で定めるもの（定期巡回・随時対応型訪問介護看護（第 15 項第二号に掲げるものに限る。）又は夜間対応型訪問介護に該当するものを除く。）をいう。
　3　この法律において「訪問入浴介護」とは，居宅要介護者について，その者の居宅を訪問し，浴槽を提供して行われる入浴の介護をいう。
　4　この法律において「訪問看護」とは，居宅要介護者（主治の医師がその治療の必要の程度につき厚生労働省令で定める基準に適合していると認めたものに限る。）について，その者の居宅において看護師その他厚生労働省令で定める者により行われる療養上の世話又は必要な診療の補助をいう。
　5　この法律において「訪問リハビリテーション」とは，居宅要介護者（主治の医師がその治療の必要の程度につき厚生労働省令で定める基準に適合していると認めたものに限る。）について，その者の居宅において，その心身の機能の維持回復を図り，日常生活の自立を助けるために行われる理学療法，作業療法その他必要なリハビリ

テーションをいう。

6 この法律において「居宅療養管理指導」とは，居宅要介護者について，病院，診療所又は薬局（以下「病院等」という。）の医師，歯科医師，薬剤師その他厚生労働省令で定める者により行われる療養上の管理及び指導であって，厚生労働省令で定めるものをいう。

7 この法律において「通所介護」とは，居宅要介護者について，老人福祉法第5条の2第3項の厚生労働省令で定める施設又は同法第20条の2の2に規定する老人デイサービスセンターに通わせ，当該施設において入浴，排せつ，食事等の介護その他の日常生活上の世話であって厚生労働省令で定めるもの及び機能訓練を行うこと（利用定員が厚生労働省令で定める数以上であるものに限り，認知症対応型通所介護に該当するものを除く。）をいう。

8 この法律において「通所リハビリテーション」とは，居宅要介護者（主治の医師がその治療の必要の程度につき厚生労働省令で定める基準に適合していると認めたものに限る。）について，介護老人保健施設，介護医療院，病院，診療所その他の厚生労働省令で定める施設に通わせ，当該施設において，その心身の機能の維持回復を図り，日常生活の自立を助けるために行われる理学療法，作業療法その他必要なリハビリテーションをいう。

9 この法律において「短期入所生活介護」とは，居宅要介護者について，老人福祉法第5条の2第4項の厚生労働省令で定める施設又は同法第20条の3に規定する老人短期入所施設に短期間入所させ，当該施設において入浴，排せつ，食事等の介護その他の日常生活上の世話及び機能訓練を行うことをいう。

10 この法律において「短期入所療養介護」とは，居宅要介護者（その治療の必要の程度につき厚生労働省令で定めるものに限る。）について，介護老人保健施設，介護医療院その他の厚生労働省令で定める施設に短期間入所させ，当該施設において看護，医学的管理の下における介護及び機能訓練その他必要な医療並びに日常生活上の世話を行うことをいう。

11 この法律において「特定施設」とは，有料老人ホームその他厚生労働省令で定める施設であって，第21項に規定する地域密着型特定施設でないものをいい，「特定施設入居者生活介護」とは，特定施設に入居している要介護者について，当該特定施設が提供するサービスの内容，これを担当する者その他厚生労働省令で定める事項を定めた計画に基づき行われる入浴，排せつ，食事等の介護その他の日常生活上の世話であって厚生労働省令で定めるもの，機能訓練及び療養上の世話をいう。

12 この法律において「福祉用具貸与」とは，居宅要介護者について福祉用具（心身の機能が低下し日常生活を営むのに支障がある要介護者等の日常生活上の便宜を図るための用具及び要介護者等の機能訓練のための用具であって，要介護者等の日常生活の自立を助けるためのものをいう。次項並びに次条第10項及び第11項において同じ。）のうち厚生労働大臣が定めるものの政令で定めるところにより行われる貸与をいう。

13 この法律において「特定福祉用具販売」とは，居宅要介護者について福祉用具のうち入浴又は排せつの用に供するものその他の厚生労働大臣が定めるもの（以下

「特定福祉用具」という。）の政令で定めるところにより行われる販売をいう。

　14　この法律において「地域密着型サービス」とは，定期巡回・随時対応型訪問介護看護，夜間対応型訪問介護，地域密着型通所介護，認知症対応型通所介護，小規模多機能型居宅介護，認知症対応型共同生活介護，地域密着型特定施設入居者生活介護，地域密着型介護老人福祉施設入所者生活介護及び複合型サービスをいい，「特定地域密着型サービス」とは，定期巡回・随時対応型訪問介護看護，夜間対応型訪問介護，地域密着型通所介護，認知症対応型通所介護，小規模多機能型居宅介護及び複合型サービスをいい，「地域密着型サービス事業」とは，地域密着型サービスを行う事業をいう。

　15　この法律において「定期巡回・随時対応型訪問介護看護」とは，次の各号のいずれかに該当するものをいう。

　　一　居宅要介護者について，定期的な巡回訪問により，又は随時通報を受け，その者の居宅において，介護福祉士その他第2項の政令で定める者により行われる入浴，排せつ，食事等の介護その他の日常生活上の世話であって，厚生労働省令で定めるものを行うとともに，看護師その他厚生労働省令で定める者により行われる療養上の世話又は必要な診療の補助を行うこと。ただし，療養上の世話又は必要な診療の補助にあっては，主治の医師がその治療の必要の程度につき厚生労働省令で定める基準に適合していると認めた居宅要介護者についてのものに限る。

　　二　居宅要介護者について，定期的な巡回訪問により，又は随時通報を受け，訪問看護を行う事業所と連携しつつ，その者の居宅において介護福祉士その他第2項の政令で定める者により行われる入浴，排せつ，食事等の介護その他の日常生活上の世話であって，厚生労働省令で定めるものを行うこと。

　16　この法律において「夜間対応型訪問介護」とは，居宅要介護者について，夜間において，定期的な巡回訪問により，又は随時通報を受け，その者の居宅において介護福祉士その他第2項の政令で定める者により行われる入浴，排せつ，食事等の介護その他の日常生活上の世話であって，厚生労働省令で定めるもの（定期巡回・随時対応型訪問介護看護に該当するものを除く。）をいう。

　17　この法律において「地域密着型通所介護」とは，居宅要介護者について，老人福祉法第5条の2第3項の厚生労働省令で定める施設又は同法第20条の2の2に規定する老人デイサービスセンターに通わせ，当該施設において入浴，排せつ，食事等の介護その他の日常生活上の世話であって厚生労働省令で定めるもの及び機能訓練を行うこと（利用定員が第7項の厚生労働省令で定める数未満であるものに限り，認知症対応型通所介護に該当するものを除く。）をいう。

　18　この法律において「認知症対応型通所介護」とは，居宅要介護者であって，認知症であるものについて，老人福祉法第5条の2第3項の厚生労働省令で定める施設又は同法第20条の2の2に規定する老人デイサービスセンターに通わせ，当該施設において入浴，排せつ，食事等の介護その他の日常生活上の世話であって厚生労働省令で定めるもの及び機能訓練を行うことをいう。

　19　この法律において「小規模多機能型居宅介護」とは，居宅要介護者について，その者の心身の状況，その置かれている環境等に応じて，その者の選択に基づき，そ

の者の居宅において，又は厚生労働省令で定めるサービスの拠点に通わせ，若しくは短期間宿泊させ，当該拠点において，入浴，排せつ，食事等の介護その他の日常生活上の世話であって厚生労働省令で定めるもの及び機能訓練を行うことをいう。

20 この法律において「認知症対応型共同生活介護」とは，要介護者であって認知症であるもの（その者の認知症の原因となる疾患が急性の状態にある者を除く。）について，その共同生活を営むべき住居において，入浴，排せつ，食事等の介護その他の日常生活上の世話及び機能訓練を行うことをいう。

21 この法律において「地域密着型特定施設入居者生活介護」とは，有料老人ホームその他第11項の厚生労働省令で定める施設であって，その入居者が要介護者，その配偶者その他厚生労働省令で定める者に限られるもの（以下「介護専用型特定施設」という。）のうち，その入居定員が29人以下であるもの（以下この項において「地域密着型特定施設」という。）に入居している要介護者について，当該地域密着型特定施設が提供するサービスの内容，これを担当する者その他厚生労働省令で定める事項を定めた計画に基づき行われる入浴，排せつ，食事等の介護その他の日常生活上の世話であって厚生労働省令で定めるもの，機能訓練及び療養上の世話をいう。

22 この法律において「地域密着型介護老人福祉施設」とは，老人福祉法第20条の5に規定する特別養護老人ホーム（入所定員が29人以下であるものに限る。以下この項において同じ。）であって，当該特別養護老人ホームに入所する要介護者（厚生労働省令で定める要介護状態区分に該当する状態である者その他居宅において日常生活を営むことが困難な者として厚生労働省令で定めるものに限る。以下この項及び第27項において同じ。）に対し，地域密着型施設サービス計画（地域密着型介護老人福祉施設に入所している要介護者について，当該施設が提供するサービスの内容，これを担当する者その他厚生労働省令で定める事項を定めた計画をいう。以下この項において同じ。）に基づいて，入浴，排せつ，食事等の介護その他の日常生活上の世話，機能訓練，健康管理及び療養上の世話を行うことを目的とする施設をいい，「地域密着型介護老人福祉施設入所者生活介護」とは，地域密着型介護老人福祉施設に入所する要介護者に対し，地域密着型施設サービス計画に基づいて行われる入浴，排せつ，食事等の介護その他の日常生活上の世話，機能訓練，健康管理及び療養上の世話をいう。

23 この法律において「複合型サービス」とは，居宅要介護者について，訪問介護，訪問入浴介護，訪問看護，訪問リハビリテーション，居宅療養管理指導，通所介護，通所リハビリテーション，短期入所生活介護，短期入所療養介護，定期巡回・随時対応型訪問介護看護，夜間対応型訪問介護，地域密着型通所介護，認知症対応型通所介護又は小規模多機能型居宅介護を二種類以上組み合わせることにより提供されるサービスのうち，訪問看護及び小規模多機能型居宅介護の組合せその他の居宅要介護者について一体的に提供されることが特に効果的かつ効率的なサービスの組合せにより提供されるサービスとして厚生労働省令で定めるものをいう。

24 この法律において「居宅介護支援」とは，居宅要介護者が第41条第1項に規定する指定居宅サービス又は特例居宅介護サービス費に係る居宅サービス若しくはこれに相当するサービス，第42条の2第1項に規定する指定地域密着型サービス又は

特例地域密着型介護サービス費に係る地域密着型サービス若しくはこれに相当するサービス及びその他の居宅において日常生活を営むために必要な保健医療サービス又は福祉サービス（以下この項において「指定居宅サービス等」という。）の適切な利用等をすることができるよう，当該居宅要介護者の依頼を受けて，その心身の状況，その置かれている環境，当該居宅要介護者及びその家族の希望等を勘案し，利用する指定居宅サービス等の種類及び内容，これを担当する者その他厚生労働省令で定める事項を定めた計画（以下この項，第115条の45第2項第三号及び別表において「居宅サービス計画」という。）を作成するとともに，当該居宅サービス計画に基づく指定居宅サービス等の提供が確保されるよう，第41条第1項に規定する指定居宅サービス事業者，第42条の2第1項に規定する指定地域密着型サービス事業者その他の者との連絡調整その他の便宜の提供を行い，並びに当該居宅要介護者が地域密着型介護老人福祉施設又は介護保険施設への入所を要する場合にあっては，地域密着型介護老人福祉施設又は介護保険施設への紹介その他の便宜の提供を行うことをいい，「居宅介護支援事業」とは，居宅介護支援を行う事業をいう。

25　この法律において「介護保険施設」とは，第48条第1項第一号に規定する指定介護老人福祉施設，介護老人保健施設及び介護医療院をいう。

26　この法律において「施設サービス」とは，介護福祉施設サービス，介護保健施設サービス及び介護医療院サービスをいい，「施設サービス計画」とは，介護老人福祉施設，介護老人保健施設又は介護医療院に入所している要介護者について，これらの施設が提供するサービスの内容，これを担当する者その他厚生労働省令で定める事項を定めた計画をいう。

27　この法律において「介護老人福祉施設」とは，老人福祉法第20条の5に規定する特別養護老人ホーム（入所定員が30人以上であるものに限る。以下この項において同じ。）であって，当該特別養護老人ホームに入所する要介護者に対し，施設サービス計画に基づいて，入浴，排せつ，食事等の介護その他の日常生活上の世話，機能訓練，健康管理及び療養上の世話を行うことを目的とする施設をいい，「介護福祉施設サービス」とは，介護老人福祉施設に入所する要介護者に対し，施設サービス計画に基づいて行われる入浴，排せつ，食事等の介護その他の日常生活上の世話，機能訓練，健康管理及び療養上の世話をいう。

28　この法律において「介護老人保健施設」とは，要介護者であって，主としてその心身の機能の維持回復を図り，居宅における生活を営むことができるようにするための支援が必要である者（その治療の必要の程度につき厚生労働省令で定めるものに限る。以下この項において単に「要介護者」という。）に対し，施設サービス計画に基づいて，看護，医学的管理の下における介護及び機能訓練その他必要な医療並びに日常生活上の世話を行うことを目的とする施設として，第94条第1項の都道府県知事の許可を受けたものをいい，「介護保健施設サービス」とは，介護老人保健施設に入所する要介護者に対し，施設サービス計画に基づいて行われる看護，医学的管理の下における介護及び機能訓練その他必要な医療並びに日常生活上の世話をいう。

29　この法律において「介護医療院」とは，要介護者であって，主として長期にわたり療養が必要である者（その治療の必要の程度につき厚生労働省令で定めるもの

に限る。以下この項において単に「要介護者」という。）に対し，施設サービス計画に基づいて，療養上の管理，看護，医学的管理の下における介護及び機能訓練その他必要な医療並びに日常生活上の世話を行うことを目的とする施設として，第107条第1項の都道府県知事の許可を受けたものをいい，「介護医療院サービス」とは，介護医療院に入所する要介護者に対し，施設サービス計画に基づいて行われる療養上の管理，看護，医学的管理の下における介護及び機能訓練その他必要な医療並びに日常生活上の世話をいう。

第8条の2　略

## 第2章 ｜ 被保険者

### ▶被保険者
第9条　次の各号のいずれかに該当する者は，市町村又は特別区（以下単に「市町村」という。）が行う介護保険の被保険者とする。

　　一　市町村の区域内に住所を有する65歳以上の者（以下「第1号被保険者」という。）

　　二　市町村の区域内に住所を有する40歳以上65歳未満の医療保険加入者（以下「第2号被保険者」という。）

### ▶資格取得の時期
第10条　前条の規定による当該市町村が行う介護保険の被保険者は，次の各号のいずれかに該当するに至った日から，その資格を取得する。

　　一　当該市町村の区域内に住所を有する医療保険加入者が40歳に達したとき。

　　二　40歳以上65歳未満の医療保険加入者又は65歳以上の者が当該市町村の区域内に住所を有するに至ったとき。

　　三　当該市町村の区域内に住所を有する40歳以上65歳未満の者が医療保険加入者となったとき。

　　四　当該市町村の区域内に住所を有する者（医療保険加入者を除く。）が65歳に達したとき。

第11条　以下略

## 9 個人情報の保護に関する法律［抄］（平成15年法律第57号）

## 第1章 ｜ 総則

### ▶目的
第1条　この法律は，高度情報通信社会の進展に伴い個人情報の利用が著しく拡大していることに鑑み，個人情報の適正な取扱いに関し，基本理念及び政府による基本方針の作成その他の個人情報の保護に関する施策の基本となる事項を定め，国及び地方公共団体の責務等を明らかにするとともに，個人情報を取り扱う事業者の遵守すべき義務等を定めることにより，個人情報の適正かつ効果的な活用が新たな産業の創出並びに活力ある経済社会及び豊かな国民生活の実現に資するものであることその他の

個人情報の有用性に配慮しつつ，個人の権利利益を保護することを目的とする。

▶定義

第2条　この法律において「個人情報」とは，生存する個人に関する情報であって，次の各号のいずれかに該当するものをいう。

　　一　当該情報に含まれる氏名，生年月日その他の記述等（文書，図画若しくは電磁的記録（電磁的方式（電子的方式，磁気的方式その他人の知覚によっては認識することができない方式をいう。次項第二号において同じ。）で作られる記録をいう。第18条第2項において同じ。）に記載され，若しくは記録され，又は音声，動作その他の方法を用いて表された一切の事項（個人識別符号を除く。）をいう。以下同じ。）により特定の個人を識別することができるもの（他の情報と容易に照合することができ，それにより特定の個人を識別することができることとなるものを含む。）

　　二　個人識別符号が含まれるもの

2　この法律において「個人識別符号」とは，次の各号のいずれかに該当する文字，番号，記号その他の符号のうち，政令で定めるものをいう。

　　一　特定の個人の身体の一部の特徴を電子計算機の用に供するために変換した文字，番号，記号その他の符号であって，当該特定の個人を識別することができるもの

　　二　個人に提供される役務の利用若しくは個人に販売される商品の購入に関し割り当てられ，又は個人に発行されるカードその他の書類に記載され，若しくは電磁的方式により記録された文字，番号，記号その他の符号であって，その利用者若しくは購入者又は発行を受ける者ごとに異なるものとなるように割り当てられ，又は記載され，若しくは記録されることにより，特定の利用者若しくは購入者又は発行を受ける者を識別することができるもの

3　この法律において「要配慮個人情報」とは，本人の人種，信条，社会的身分，病歴，犯罪の経歴，犯罪により害を被った事実その他本人に対する不当な差別，偏見その他の不利益が生じないようにその取扱いに特に配慮を要するものとして政令で定める記述等が含まれる個人情報をいう。

4　この法律において「個人情報データベース等」とは，個人情報を含む情報の集合物であって，次に掲げるもの（利用方法からみて個人の権利利益を害するおそれが少ないものとして政令で定めるものを除く。）をいう。

　　一　特定の個人情報を電子計算機を用いて検索することができるように体系的に構成したもの

　　二　前号に掲げるもののほか，特定の個人情報を容易に検索することができるように体系的に構成したものとして政令で定めるもの

5　この法律において「個人情報取扱事業者」とは，個人情報データベース等を事業の用に供している者をいう。ただし，次に掲げる者を除く。

　　一　国の機関

　　二　地方公共団体

　　三　独立行政法人等（独立行政法人等の保有する個人情報の保護に関する法律（平

成 15 年法律第 59 号）第 2 条第 1 項に規定する独立行政法人等をいう。以下同じ。）

　　四　地方独立行政法人（地方独立行政法人法（平成 15 年法律第 118 号）第 2 条第 1 項に規定する地方独立行政法人をいう。以下同じ。）

　6　この法律において「個人データ」とは，個人情報データベース等を構成する個人情報をいう。

　7　この法律において「保有個人データ」とは，個人情報取扱事業者が，開示，内容の訂正，追加又は削除，利用の停止，消去及び第三者への提供の停止を行うことのできる権限を有する個人データであって，その存否が明らかになることにより公益その他の利益が害されるものとして政令で定めるもの又は 1 年以内の政令で定める期間以内に消去することとなるもの以外のものをいう。

　8　この法律において個人情報について「本人」とは，個人情報によって識別される特定の個人をいう。

　9　この法律において「匿名加工情報」とは，次の各号に掲げる個人情報の区分に応じて当該各号に定める措置を講じて特定の個人を識別することができないように個人情報を加工して得られる個人に関する情報であって，当該個人情報を復元することができないようにしたものをいう。

　　一　第 1 項第一号に該当する個人情報　当該個人情報に含まれる記述等の一部を削除すること（当該一部の記述等を復元することのできる規則性を有しない方法により他の記述等に置き換えることを含む。）。

　　二　第 1 項第二号に該当する個人情報　当該個人情報に含まれる個人識別符号の全部を削除すること（当該個人識別符号を復元することのできる規則性を有しない方法により他の記述等に置き換えることを含む。）。

　10　この法律において「匿名加工情報取扱事業者」とは，匿名加工情報を含む情報の集合物であって，特定の匿名加工情報を電子計算機を用いて検索することができるように体系的に構成したものその他特定の匿名加工情報を容易に検索することができるように体系的に構成したものとして政令で定めるもの（第 36 条第 1 項において「匿名加工情報データベース等」という。）を事業の用に供している者をいう。ただし，第 5 項各号に掲げる者を除く。

▶基本理念

第 3 条　個人情報は，個人の人格尊重の理念の下に慎重に取り扱われるべきものであることにかんがみ，その適正な取扱いが図られなければならない。

---

### 第 2 章 ｜ 国及び地方公共団体の責務等

---

▶国の責務

第 4 条　国は，この法律の趣旨にのっとり，個人情報の適正な取扱いを確保するために必要な施策を総合的に策定し，及びこれを実施する責務を有する。

▶地方公共団体の責務

第 5 条　地方公共団体は，この法律の趣旨にのっとり，その地方公共団体の区域の特性に応じて，個人情報の適正な取扱いを確保するために必要な施策を策定し，及びこれを実施する責務を有する。

第6条〜第14条　略

## 第4章　個人情報取扱事業者の義務等

▶利用目的の特定

第15条　個人情報取扱事業者は，個人情報を取り扱うに当たっては，その利用の目的（以下「利用目的」という。）をできる限り特定しなければならない。

　2　個人情報取扱事業者は，利用目的を変更する場合には，変更前の利用目的と関連性を有すると合理的に認められる範囲を超えて行ってはならない。

▶利用目的による制限

第16条　個人情報取扱事業者は，あらかじめ本人の同意を得ないで，前条の規定により特定された利用目的の達成に必要な範囲を超えて，個人情報を取り扱ってはならない。

　2　個人情報取扱事業者は，合併その他の事由により他の個人情報取扱事業者から事業を承継することに伴って個人情報を取得した場合は，あらかじめ本人の同意を得ないで，承継前における当該個人情報の利用目的の達成に必要な範囲を超えて，当該個人情報を取り扱ってはならない。

　3　前2項の規定は，次に掲げる場合については，適用しない。

　　一　法令に基づく場合

　　二　人の生命，身体又は財産の保護のために必要がある場合であって，本人の同意を得ることが困難であるとき。

　　三　公衆衛生の向上又は児童の健全な育成の推進のために特に必要がある場合であって，本人の同意を得ることが困難であるとき。

　　四　国の機関若しくは地方公共団体又はその委託を受けた者が法令の定める事務を遂行することに対して協力する必要がある場合であって，本人の同意を得ることにより当該事務の遂行に支障を及ぼすおそれがあるとき。

▶適正な取得

第17条　個人情報取扱事業者は，偽りその他不正の手段により個人情報を取得してはならない。

　2　個人情報取扱事業者は，次に掲げる場合を除くほか，あらかじめ本人の同意を得ないで，要配慮個人情報を取得してはならない。

　　一　法令に基づく場合

　　二　人の生命，身体又は財産の保護のために必要がある場合であって，本人の同意を得ることが困難であるとき。

　　三　公衆衛生の向上又は児童の健全な育成の推進のために特に必要がある場合であって，本人の同意を得ることが困難であるとき。

　　四　国の機関若しくは地方公共団体又はその委託を受けた者が法令の定める事務を遂行することに対して協力する必要がある場合であって，本人の同意を得ることにより当該事務の遂行に支障を及ぼすおそれがあるとき。

　　五　当該要配慮個人情報が，本人，国の機関，地方公共団体，第76条第1項各号に掲げる者その他個人情報保護委員会規則で定める者により公開されている場合

六　その他前各号に掲げる場合に準ずるものとして政令で定める場合

▶取得に際しての利用目的の通知等

第18条　個人情報取扱事業者は，個人情報を取得した場合は，あらかじめその利用目的を公表している場合を除き，速やかに，その利用目的を，本人に通知し，又は公表しなければならない。

　　2　個人情報取扱事業者は，前項の規定にかかわらず，本人との間で契約を締結することに伴って契約書その他の書面（電磁的記録を含む。以下この項において同じ。）に記載された当該本人の個人情報を取得する場合その他本人から直接書面に記載された当該本人の個人情報を取得する場合は，あらかじめ，本人に対し，その利用目的を明示しなければならない。ただし，人の生命，身体又は財産の保護のために緊急に必要がある場合は，この限りでない。

　　3　個人情報取扱事業者は，利用目的を変更した場合は，変更された利用目的について，本人に通知し，又は公表しなければならない。

　　4　前3項の規定は，次に掲げる場合については，適用しない。

　　一　利用目的を本人に通知し，又は公表することにより本人又は第三者の生命，身体，財産その他の権利利益を害するおそれがある場合

　　二　利用目的を本人に通知し，又は公表することにより当該個人情報取扱事業者の権利又は正当な利益を害するおそれがある場合

　　三　国の機関又は地方公共団体が法令の定める事務を遂行することに対して協力する必要がある場合であって，利用目的を本人に通知し，又は公表することにより当該事務の遂行に支障を及ぼすおそれがあるとき。

　　四　取得の状況からみて利用目的が明らかであると認められる場合

第19条〜第22条　略

▶第三者提供の制限

第23条　個人情報取扱事業者は，次に掲げる場合を除くほか，あらかじめ本人の同意を得ないで，個人データを第三者に提供してはならない。

　　一　法令に基づく場合

　　二　人の生命，身体又は財産の保護のために必要がある場合であって，本人の同意を得ることが困難であるとき。

　　三　公衆衛生の向上又は児童の健全な育成の推進のために特に必要がある場合であって，本人の同意を得ることが困難であるとき。

　　四　国の機関若しくは地方公共団体又はその委託を受けた者が法令の定める事務を遂行することに対して協力する必要がある場合であって，本人の同意を得ることにより当該事務の遂行に支障を及ぼすおそれがあるとき。

　　2　個人情報取扱事業者は，第三者に提供される個人データ（要配慮個人情報を除く。以下この項において同じ。）について，本人の求めに応じて当該本人が識別される個人データの第三者への提供を停止することとしている場合であって，次に掲げる事項について，個人情報保護委員会規則で定めるところにより，あらかじめ，本人に通知し，又は本人が容易に知り得る状態に置くとともに，個人情報保護委員会に届け出たときは，前項の規定にかかわらず，当該個人データを第三者に提供することがで

きる。
　　一　第三者への提供を利用目的とすること。
　　二　第三者に提供される個人データの項目
　　三　第三者への提供の方法
　　四　本人の求めに応じて当該本人が識別される個人データの第三者への提供を停止すること。
　　五　本人の求めを受け付ける方法
　3　個人情報取扱事業者は，前項第二号，第三号又は第五号に掲げる事項を変更する場合は，変更する内容について，個人情報保護委員会規則で定めるところにより，あらかじめ，本人に通知し，又は本人が容易に知り得る状態に置くとともに，個人情報保護委員会に届け出なければならない。
　4　個人情報保護委員会は，第2項の規定による届出があったときは，個人情報保護委員会規則で定めるところにより，当該届出に係る事項を公表しなければならない。前項の規定による届出があったときも，同様とする。
　5　次に掲げる場合において，当該個人データの提供を受ける者は，前各項の規定の適用については，第三者に該当しないものとする。
　　一　個人情報取扱事業者が利用目的の達成に必要な範囲内において個人データの取扱いの全部又は一部を委託することに伴って当該個人データが提供される場合
　　二　合併その他の事由による事業の承継に伴って個人データが提供される場合
　　三　特定の者との間で共同して利用される個人データが当該特定の者に提供される場合であって，その旨並びに共同して利用される個人データの項目，共同して利用する者の範囲，利用する者の利用目的及び当該個人データの管理について責任を有する者の氏名又は名称について，あらかじめ，本人に通知し，又は本人が容易に知り得る状態に置いているとき。
　6　個人情報取扱事業者は，前項第三号に規定する利用する者の利用目的又は個人データの管理について責任を有する者の氏名若しくは名称を変更する場合は，変更する内容について，あらかじめ，本人に通知し，又は本人が容易に知り得る状態に置かなければならない。

## 第24条～第27条　略

### ▶開示

**第28条**　本人は，個人情報取扱事業者に対し，当該本人が識別される保有個人データの開示を請求することができる。
　2　個人情報取扱事業者は，前項の規定による請求を受けたときは，本人に対し，政令で定める方法により，遅滞なく，当該保有個人データを開示しなければならない。ただし，開示することにより次の各号のいずれかに該当する場合は，その全部又は一部を開示しないことができる。
　　一　本人又は第三者の生命，身体，財産その他の権利利益を害するおそれがある場合
　　二　当該個人情報取扱事業者の業務の適正な実施に著しい支障を及ぼすおそれがある場合

三　他の法令に違反することとなる場合

　3　個人情報取扱事業者は，第1項の規定による請求に係る保有個人データの全部又は一部について開示しない旨の決定をしたとき又は当該保有個人データが存在しないときは，本人に対し，遅滞なく，その旨を通知しなければならない。

　4　他の法令の規定により，本人に対し第2項本文に規定する方法に相当する方法により当該本人が識別される保有個人データの全部又は一部を開示することとされている場合には，当該全部又は一部の保有個人データについては，第1項及び第2項の規定は，適用しない。

**第29条以下　略**

## Column

### 学生のうちから気を付けたい，個人情報の取り扱い

　看護職はその業務を通し，患者やその家族，医療関係者など様々な個人情報に触れる機会がある。このため厚生労働省は，『医療・介護関係事業者における個人情報の適切な取扱いのためのガイダンス』など，医療・介護関係者を対象とした規定を定め，個人情報の保護に注力している。本ガイダンスでは，医療・介護従事者が触れる機会の多い個人情報として，診療録や処方箋，看護記録，紹介状，ケアプラン，事故の状況等の記録などを例示している。また，より取扱いに注意が必要な「要配慮個人情報」（個人情報保護法第2条第3項）として，①診療録等の診療記録や介護関係記録に記載された病歴，②診療や調剤の過程で，患者の身体状況，病状，治療等について，医療従事者が知り得た診療情報や調剤情報，③健康診断の結果及び保健指導の内容，④障害（身体障害，知的障害，精神障害等）の事実，⑤犯罪により害を被った事実など，の5点を挙げている。

　学生の場合，臨床での実習を通して個人情報に触れる機会がある。実習中に得た個人情報を，記録の紛失やSNSへの投稿などで流出させてしまったという話は，看護学生ならば聞いたことがあるだろう。特にSNSの利用は10〜20歳代で75％以上を超えており（2018年総務省「通信利用動向調査」），取扱いにはいっそう注意する必要がある。

　なお日本看護協会では，看護職が個人情報と気付かずにブログに掲載してしまう情報として，以下の例を挙げている。自身のSNS投稿に同様のものがないか，あらためてチェックしてみよう。　※（　）内は編集部補足

- ・著者（書き手）がどこの施設に勤めているか（実習を受けているか）を推測できる状態で，患者や（施設やサービスの）利用者の病状などを記載すること
- ・患者または利用者など，もしくはその家族について，本名や職業，家族構成などを記載すること
- ・患者または利用者など，もしくはその家族について，写真や動画を掲載すること
- ・患者又は利用者などの病状や個人情報を含む会話などを記載すること

**参考文献・資料**

○公益社団法人日本看護協会ホームページ：個人情報と倫理，https://www.nurse.or.jp/nursing/practice/rinri/text/basic/problem/kojinjyoho.html（最終アクセス日：2020/10/27）

○厚生労働省ホームページ：医療・介護関係事業者における個人情報の適切な取扱いのためのガイダンス，https://www.mhlw.go.jp/content/000681800.pdf（最終アクセス日：2020/10/27）

○厚生労働省ホームページ：「医療・介護関係事業者における個人情報の適切な取扱いのためのガイダンス」に関するQ&A（事例集），https://www.mhlw.go.jp/content/000681801.pdf（最終アクセス日：2020/10/26）

○総務省ホームページ：インターネットの利用状況＜令和元年版 情報通信白書のポイント＞，https://www.soumu.go.jp/johotsusintokei/whitepaper/ja/r01/html/nd232120.html（最終アクセス日：2020/10/26）

○一般社団法人日本看護学校協議会共済会ホームページ：実習と個人情報の取扱い，https://www.e-kango.net/safetynet/law/page23.html（最終アクセス日：2020/10/26）

# 第4部
# 演 習 課 題

1 『保健師助産師看護師法』で「看護師」と「准看護師」に関連する条文を書き出してみよう。

| | 関連する条文 |
|---|---|
| 看護師 | |
| 准看護師 | |

2 『母子保健法』と『児童福祉法』には,それぞれ「乳児」「幼児」の定義がある。その定義を含む条文を書き出してみよう。

| | 母子保健法 | 児童福祉法 |
|---|---|---|
| 乳児 | | |
| 幼児 | | |

3 『精神保健及び精神障害者福祉に関する法律』で規定されている「任意入院」「措置入院」「医療保護入院」「応急入院」に関する条文を書き出してみよう。

| | 条文 |
|---|---|
| 任意入院 | |
| 措置入院 | |
| 医療保護入院 | |
| 応急入院 | |

# 第4部掲載法律リンク集

| QRコード | 法律 |
|---|---|
|  | 保健師助産師看護師法 |
|  | 看護師等の人材確保の促進に関する法律 |
|  | 健康増進法 |
|  | 地域保健法 |
|  | 母子保健法 |
|  | 児童福祉法 |

| QRコード | 法律 |
|---|---|
|  | 高齢者の医療の確保に関する法律 |
|  | 障害者基本法 |
|  | 精神保健及び精神障害者福祉に関する法律 |
|  | 介護保険法 |
|  | 個人情報の保護に関する法律 |

※参照先／総務省行政管理局：電子政府の総合窓口（e-Gov）
※e-Gov は定期的に更新が行われるため，本書掲載の法律と参照先の法律の条文が異なる場合があります。

**看護学生必携資料集**

2020年11月26日　　第1版第1刷発行　　　　　　　　　　定価（本体1,200円＋税）

編　集　　メヂカルフレンド社編集部©　　　　　　　　　　　　　　　〈検印省略〉

発行者　　小倉　啓史

発行所　　株式会社　メヂカルフレンド社

http://www.medical-friend.co.jp
〒102-0073　東京都千代田区九段北3丁目2番4号　麹町郵便局私書箱48号　電話（03）3264-6611　振替00100-0-114708

Printed in Japan　落丁・乱丁本はお取り替えいたします
表紙デザイン／松田行正＋梶原結実　　DTP／日本ハイコム（株）　　印刷／大盛印刷（株）　　製本／（株）村上製本所
ISBN 978-4-8392-1667-2　C3047　　　　　　　　　　　　　　　　　　　　　　　　　　107139-173